VERFAHREN ZUR FÖRDERUNG DER THYMUSAKTIVIERUNG
胸腺活性化ヒーリング

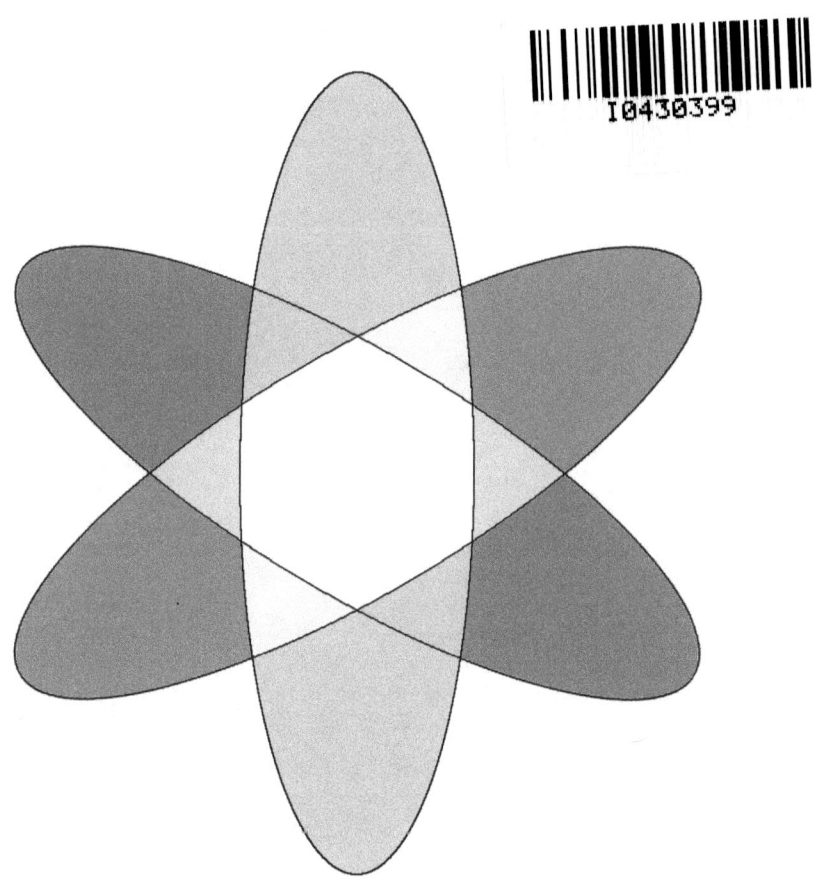

HERR TAKASHI 2BAKI
つばきたかし

Verfahren zur Förderung der Thymusaktivierung
胸腺（きょうせん）活性化ヒーリング
Version 1.0 Revision 2

Herr Takashi 2baki
つばきたかし

はじめに EINFÜHRUNG

　Thymus activation healing 胸腺活性化ヒーリングの方法は書籍のおわりにて日本語とGoogle翻訳ドイツ語でご紹介してあります。

　Die Methode der Thymus-Aktivierungsheilung wird am Ende des Buches auf Japanisch und Deutsch anhand der Übersetzungsfunktion von Google vorgestellt.

　いち早くヒーリングを試してみたい方は、お手数ですが、おわり前のページをお辿（たど）りください。

　Wenn Sie die Heilung so schnell wie möglich versuchen möchten, gehen Sie bitte zur letzten Seite.

それでは、はじめにヒーリングの要（かなめ）となる愛についてご紹介していきます。
Zuerst möchte ich Ihnen die Liebe vorstellen, die der Eckpfeiler der Heilung ist.

続いて、ヒーリングを続けていった結果、何が起きたのかをご紹介します。
Als nächstes werde ich vorstellen, was als Ergebnis der Fortsetzung der Heilung geschah.

続いて、伝授されたヒーリングと共に独自に編み出したヒーリングなどをご紹介します。
Als nächstes werde ich die Heilung vorstellen, die mir beigebracht wurde, und die Heilung, die ich unabhängig entwickelt habe.

続いて、仮説を立てて、医学的な面からみた、胸腺の情報をご紹介します。
Als nächstes werde ich eine Hypothese aufstellen und Informationen über den Thymus aus medizinischer Sicht vorstellen.

おわりに胸腺活性化ヒーリングのやり方をご紹介します。
Abschließend werde ich vorstellen, wie man Thymus-Aktivierungsheilung durchführt.

是非（ぜひ）、抗わずにお進みいただけたらと思います。
Ich hoffe auf jeden Fall, dass Sie ohne Widerstand vorgehen werden.

それでは、本書をお楽しみください。
Ich hoffe, Sie genießen dieses Buch.

目次
INHALTSVERZEICHNIS

はじめに Einführung	3
目次 Inhaltsverzeichnis	6
愛 Liebe	7
仙人の話 Einsiedler Geschichte	18
上昇気流 Aufstieg	31
かごめ Kagome	38
覚醒体験 erwachende Erfahrung	52
救済策 Rettung	64
まえがき Vorwort	110
本編 Hauptgeschichte	112
引用・参考文献一覧 Referenzliste	136
おまけ Service	140
仮説 Hypothese	150
胸腺 Thymusdrüse	162
おわりに abschließend	227

愛 LIEBE

これは、愛を試したバージョンとなります。
Dies ist die getestete Version der Liebe.

愛と聞いて何を思い浮かべますでしょうか、恋愛の愛、友情の愛、親切な行動などに感じる愛などです。そういった愛が想像できるかと思います。
Woran denkst du, wenn du das Wort Liebe hörst? Die Liebe zur Romantik, die Liebe zur Freundschaft, die Liebe, die du in Taten der Freundlichkeit empfindest, und so weiter. Ich kann mir diese Art von Liebe vorstellen.

この中に、もう一つ、真実(しんじつ)の愛を伝えるとすると、自己愛が含まれるのかと思います。
Wenn ich eine weitere wahre Liebe hinzufügen würde, würde es meiner Meinung nach Selbstliebe einschließen.

自己愛、
Selbstliebe,

自己を愛する愛です。
Es ist selbstliebende Liebe.

自己を愛することができれば精神的な自立が生まれます。
Selbstliebe schafft spirituelle Unabhängigkeit.

それは、どういったことかと言いますと、自分を愛するというのは、自分の体に滋養（じよう）を与えることになるんですね。そして、それと同時に、自分の体にとって愛という栄養（えいよう）を受け取ることにもなります。

Mit anderen Worten, sich selbst zu lieben bedeutet, seinen Körper zu nähren. Und gleichzeitig erhalten Sie die Nahrung der Liebe zu Ihrem Körper.

この体にとって、これほど頼もしいことはないわけです。
Für meinen Körper gibt es nichts Zuverlässigeres.

愛を与え、愛を受け取る、そういった循環（じゅんかん）が一個人の中で芽生えてきて、愛のエネルギーのループが生まれてくると、この体は喜びに満ちた状態となって、心から嬉しく思うようになっていきます。

Liebe geben und Liebe empfangen, so ein Kreislauf sprießt in einem Individuum, und wenn eine Schleife der Liebesenergie geboren wird, wird dieser Körper zu einem Zustand voller Freude, und Sie werden aus tiefstem Herzen glücklich sein.

これを、日常的に続けていくと、精神的な自立への道しるべとなっていって、あなた様を上昇へと導いていくことになるでしょう。

Wenn Sie dies weiterhin täglich tun, wird es zu einem Wegweiser für Ihre spirituelle Unabhängigkeit und führt Sie zu einem Aufstieg.

この上昇のことをアセンションと呼びます。

Dieser Anstieg wird „Anstieg" genannt.

または、上昇気流と呼びます。
Or we call it an updraft.

そして、真の自己愛を体験します。
Oder wir nennen es einen Aufwind.

　真の自己愛に目覚めてまいりますと、他者に依存せずに生きていくことができるようになっていきます。他者からの愛を受け取らなくとも自己愛で単純に生きていける。
　Wenn du zu wahrer Selbstliebe aufwachst, wirst du in der Lage sein, ohne Abhängigkeit von anderen zu leben. Du kannst einfach mit Selbstliebe leben, ohne Liebe von anderen zu erhalten.

　と、まぁ、そういうことになるわけです。
　Das kommt davon.

　もちろん、他者からの愛も、たくさん受けて、更なる愛を享受（きょうじゅ）できるようにもなっていますから、一石二鳥といったことにもなるわけです。
　Natürlich erhalten wir viel Liebe von anderen und können uns noch mehr Liebe erfreuen, also ist es, als würde man zwei Fliegen mit einer Klappe schlagen.

　ですから、これを得（え）ない手はない。そう思います。ぜひ、あなた様の目でお確かめください。

Daher gibt es keinen Grund, diese nicht zu erhalten. Ich glaube schon. Bitte überprüfen Sie es auf jeden Fall mit Ihren eigenen Augen.

愛の定義について
Über die Definition von Liebe

一言に愛と言っても、様々な認識があるかと思います。
　Auch wenn man Liebe in einem Wort ausdrückt, denke ich, dass es je nach Person unterschiedliche Wahrnehmungen gibt.

　恋愛の愛や、友情の愛、真心のこもった親切な行動などに感じる愛などです。
　Liebe in romantischen Beziehungen, Liebe in Freundschaft, Liebe in Taten der Aufrichtigkeit und Freundlichkeit.

　これらのことから推測できることは、愛は社会的に証明された人間生活を豊かにするための潤滑油［じゅんかつゆ］（潤滑剤やグリスやグリース）のような働きを持っています。
　Was wir aus diesen Dingen schließen können, ist, dass Liebe wie ein gesellschaftlich bewährtes Schmieröl (Gleitmittel oder Fett) wirkt, das das menschliche Leben bereichert.

ここでは、この働きを、エネルギー的に見る、物の見方をご提供したいと思います。それは、ハート、胸の中心、人間のセンターコア（心臓）に居る存在、自己に内在し得る存在を新しく定義させて進めさせていただきたいと思います。

　Hier möchten wir eine energetische Perspektive auf dieses Wirken der Liebe bieten. Ich möchte mit einer neuen Definition des Herzens, des Zentrums der Brust, der Existenz im menschlichen Zentrumskern (Herz) und der inneren Existenz, die dem Selbst innewohnen kann, fortfahren.

　本文章の目的は、そのハートに在る、あなた自身の存在、自己に内在する存在のエネルギーの使い方を体験していただいて、愛のエネルギーの循環（じゅんかん）を体験していただきたいと思います。そして、愛のエネルギーの覚醒者になってもらえたら嬉しいです。
　Der Zweck dieses Artikels ist, dass Sie die Nutzung der Energie Ihres eigenen Wesens, des Wesens, das in Ihrem Herzen wohnt, und die Zirkulation der Energie der Liebe erfahren. Und ich würde mich freuen, wenn du ein Erwecker der Energie der Liebe werden könntest.

　また、愛のエネルギーを自在にあつかえるようになってまいりますと、第一に不安を軽減することが出来る様になっていきます。もちろん、不安を完全に無くすことはできませんが、愛のエネルギーが快活されてまいりますから、下手な精神科にかかるよりも健康的ですし、不安症状からも少し、改善されて、安全で守られた健やかな効果が期待できることでしょう。

Wenn Sie mit der Energie der Liebe frei umgehen können, werden Sie auch zuerst in der Lage sein, Angst zu reduzieren. Natürlich kann man die Angst nicht ganz loswerden, aber die Energie der Liebe wird revitalisiert, also ist es gesünder als zu einem schlechten Psychiater zu gehen.Eine gesunde Wirkung ist zu erwarten.

また、愛のエネルギーが全身を循環していくようになってまいりますと、肌の若返りや、美容効果も期待できます。
　Wenn die Energie der Liebe im ganzen Körper zirkuliert, sind Hautverjüngung und Schönheitseffekte zu erwarten.

優しく温かい循環エネルギーに守られてまいりますから、世の中がどう混乱してこようとも、安全です。と宣言することができるようになってくると思います。
　Wir werden von sanfter und warmer zirkulierender Energie beschützt, also denke ich, dass wir in der Lage sein werden zu erklären, dass wir sicher sind, egal wie chaotisch die Welt auch sein mag.

また、愛のエネルギーを用（もち）いることが出来るようになってまいりますと、この世の中に存在する全ての物に対して、その物に内在するエネルギー的存在がいることを知るようになっていきます。

Wenn Sie in der Lage sind, die Energie der Liebe zu nutzen, werden Sie auch erkennen, dass allen Dingen, die auf dieser Welt existieren, eine energetische Existenz innewohnt.

そうなってくると、全ての物に対して、自分と同じように内在する存在が居ることを知っていますから、自然と物を、大切に扱（あつか）っていくことができるようになっていくことでしょう。

Wenn das passiert, werden Sie in der Lage sein, die Dinge natürlich und mit Sorgfalt zu behandeln, weil Sie wissen, dass es eine Existenz gibt, die allen Dingen innewohnt, genau wie Sie selbst.

そして、物をただの物として、捉（とら）えるようなことがなくなっていきますから、その物に内在する存在を愛していくことができるようになっていることでしょう。そうすると、粗末（そまつ）に物を捨てたりとか、大切に扱わないような態度は無くなってくるのではないかと思います。

Und da du die Dinge nicht länger als bloße Dinge wahrnehmen wirst, wirst du die Existenz lieben können, die diesen Dingen innewohnt. Dann denke ich, dass Einstellungen wie Dinge schlecht wegzuwerfen oder sie nicht pfleglich zu behandeln, verschwinden werden.

また、物に内在する存在が居ることを知ってまいりますと、妄（みだ）りに人の物を欲しくなったり、盗んだり、はたまた略奪（りゃくだつ）したりといったことも少なくなってくるのではないかと思います。

Außerdem denke ich, dass es weniger wahrscheinlich ist, dass Sie die Sachen anderer Leute wollen, stehlen oder plündern, wenn Sie erkennen, dass den Dingen eine Existenz innewohnt.

　それは、その物に内在する存在が居ることを知っていますから、その存在が、その主人（持ち主）を愛していることに自然と気が付いてまいりますから、その物に内在する存在の想いが自然と伝わってきて妄（みだ）りに人の物を欲しがったり、盗んだり、はたまた略奪（りゃくだつ）したりはしなくなってくるのではないでしょうか。

Weil es weiß, dass es ein inneres Wesen gibt, das in dem Objekt wohnt, wird es natürlich bemerken, dass das Wesen seinen Herrn (Besitzer) liebt. Daher werden die Gedanken der inneren Existenz, die dem Objekt innewohnt, auf natürliche Weise durch die Sinne übermittelt. Deshalb glaube ich, dass die Menschen aufhören werden, die Dinge anderer zu begehren, zu stehlen und zu plündern.

これは、物に対してだけの思想ではなくて、人に対しても適用できる思想となってくると思います。それは、好きな人ができたとして、その人には別の好きな人がいて、手が出せない状況に似ているのではないかと思います。叶わぬ恋だと知ったとしても、妄（みだ）りに人の恋人を欲しがったり奪（うば）ったりはしなくなってくるのではないでしょうか。

　Ich glaube, dass diese Idee nicht nur auf Dinge zutrifft, sondern auch zu einem Konzept wird, das sich auch auf Menschen anwenden lässt. Nehmen wir an, Sie haben jemanden, den Sie mögen. Ich denke, es ist ähnlich wie in der Situation, in der dieser geliebte Mensch einen anderen geliebten Menschen hat, der nicht Sie sind, und Sie sich nicht einmischen können. Selbst wenn Sie wissen, dass Ihre Liebe niemals wahr werden wird, werden Sie wahrscheinlich aufhören, den Liebhaber eines anderen zu wollen oder zu stehlen.

　また、愛を用（もち）いて物事を考えれるようになってまいりますと、心を用いて物事をとらえれるようになっていきますから、その好きな人と一緒に居る、憎（にく）き相手に対しても自分と同じように愛を用いれる尊（とうと）い存在である素質を持った人だと言うことを知っていますから、妬（ねた）んだり嫉（そね）むようなことも少なくなってくるのではないでしょうか、極端（きょくたん）な話をするならば憎いからといって人を殺してしまうような無惨（むざん）な姿は無くなってくるのではないでしょうか。

　Wenn Sie mit Liebe über Dinge nachdenken können, werden Sie auch in der Lage sein, Dinge mit Ihrem Herzen zu erfassen. Deshalb weiß ich, dass der hasserfüllte Rivale, der mit der Person, die ich mag, zusammen ist, jemand ist, der die Qualitäten eines wertvollen Wesens hat, das Liebe auf die gleiche Weise nutzen kann wie ich. Daher werden Neid und Eifersucht gegenüber dem verhassten Partner abnehmen. Um ein extremes Beispiel zu nennen: Ich denke, dass die tragische Erscheinung, Menschen zu töten, nur weil sie sie hassen, verschwinden wird.

そこに愛の真骨頂（しんこっちょう）があるのではないかと思います。
Ich glaube, dass darin der wahre Wert der Liebe liegt.

また、愛のエネルギーを用（もち）いれるようになってまいりますと準備が整った段階で上昇気流（アセンション）が起こります。
Wenn Sie bereit sind, die Energie der Liebe zu nutzen, wird auch eine Aufwärtsströmung (Aufstieg) auftreten.

次章より、その体験の一部をご紹介して、愛と友情のエネルギーの使い方をお伝えしてまいりたいと思います。
Ab dem nächsten Kapitel möchte ich einige der Erfahrungen vorstellen und Ihnen sagen, wie Sie die Energie der Liebe und Freundschaft nutzen können.

仙人の話 EINSIEDLER GESCHICHTE

　昔の仙人と呼ばれる人達が、こぞって不老不死を唱えていた理由が、もしかしたら、このことなんじゃないかって思うようなことが見えてきました。

　Ich bin zu der Einsicht gekommen, dass dies der Grund sein könnte, warum die Menschen, die in den alten Tagen Eremiten genannt wurden, alle die Unsterblichkeit befürworteten.

　この章では、このことについて書いていきます。
　Darüber werde ich in diesem Kapitel schreiben.

　不老不死の意味はいつまでも年をとらず死なないことと言われています。
　Es wird gesagt, dass die Bedeutung der Unsterblichkeit darin besteht, niemals alt zu werden und niemals zu sterben.

　しかし、昔の仙人たちは死んでいっています。彼らが言いたかったことは、いつまでも年を取らずに若々しく見える生き方を実現されて、それを、言葉にして表現されていたんじゃないかって思い始めているわけです。
　Aber die alten Einsiedler sind tot. Ich fange an zu glauben, dass sie sagen wollten, dass sie einen Lebensstil verwirklichen wollten, der jugendlich aussieht, ohne alt zu werden, und dass dies in Worten ausgedrückt wurde.

人間である以上、死はあるんだけど、人間に与えられている潜在的能力を使って、いつまでも若々しくいられる方法を仙人達はあみだしていたのではないかと考察しているわけです。

　Solange wir Menschen sind, müssen wir sterben, aber ich denke, dass die Einsiedler einen Weg gefunden haben, für immer jung zu bleiben, indem sie die latenten Fähigkeiten nutzen, mit denen Menschen ausgestattet sind.

　結果的に、あの人、いつまでも死なないよねって言われる仙人と呼ばれる存在になっていったのではないかと推測を立てています。

　Infolgedessen spekuliere ich, dass er ein Wesen namens Einsiedler wurde, von dem gesagt wird, dass er niemals stirbt.

ですから、一般常識や、現代の科学のレベルでは到底理解できない何かを彼らは発見して、それを体得していた。と、そう思うわけです。が、しかし、文献に出てくる仙人の話は目にするものの、本物の仙人に僕は会ったことがないので、おとぎ話くらいにしか思っていませんでした。

　Daher entdeckten sie etwas, das auf der Ebene des gesunden Menschenverstandes oder der modernen Wissenschaft nicht verstanden werden konnte, und sie meisterten es. Das ist was ich denke. Obwohl ich Geschichten über Einsiedler in der Literatur gesehen habe, bin ich jedoch nie einem echten Einsiedler begegnet, also hielt ich sie für kaum mehr als Märchen.

　しかし、天然石業界で有名なロバート・シモンズさんからクリスタルヒーリングを学び、好きこそ物の上手なれの言葉の通りに、毎日クリスタルヒーリングを続けていった結果、僕はアセンション体験をしました。日本語に訳（やく）すと上昇気流を体に感じるレベルで体感したと言うことです。

　Als Ergebnis des Lernens der Kristallheilung von Herrn Robert Simmons, der in der Natursteinindustrie berühmt ist, und der täglichen Fortsetzung der Kristallheilung. Ich hatte ein Aufstiegserlebnis. In Worten ausgedrückt bedeutet das, dass ich den aufsteigenden Luftstrom auf einer Ebene erlebt habe, die ich in meinem Körper spüren konnte.

　これにより、「目に見えない系」の世界のお話が現実味を帯びてきました。本当に人間の体には秘密がいっぱい備わっ

ていて、科学では解明されていない未知の領域が、どうやら本当にあるようだ。と思ったわけです。

　Dadurch ist die Geschichte der Welt des „unsichtbaren Systems" realistischer geworden. Ich dachte, dass der menschliche Körper wirklich voller Geheimnisse ist und dass es wirklich einen unbekannten Bereich zu geben scheint, der von der Wissenschaft nicht geklärt wurde.

　僕も、昔は、現実主義者と言いますか、目に見えない系のお話は、敬遠するほど、見向きもしなかったタイプの人間でした。しかし、本当にアセンション体験をすると、無視なんてできないどころか自分から発信したくなる現状にあります。

　In der Vergangenheit war ich auch ein Realist, der Typ Mensch, der Geschichten über unsichtbare Systeme nicht viel Beachtung schenkte. Wenn du jedoch wirklich den Aufstieg erlebst, kannst du ihn nicht ignorieren, und du bist in der aktuellen Situation, dass du selbst Informationen senden möchtest.

　これ、マジもんやん。ヤバァってことです。
　Das ist eine wahre Geschichte. Es ist wunderbar.

　僕の話をしますと、アセンション体験を味わうと、毎日、欠かさずアセンションをするようになっていきました。ヒーリングの仕方も、クリスタルを外したヒーリングを独自に編み出していって、愛と友情のエネルギーの使い方という方法に落とし込んで、今でもブラッシュアップしています。

Was mich betrifft, so begann ich, nachdem ich die Aufstiegserfahrung gekostet hatte, jeden Tag ohne Versagen aufzusteigen. Was die Heilmethode betrifft, so habe ich meine eigene Heilmethode ohne Kristalle entwickelt, und ich bin immer noch dabei, sie aufzupolieren und zu einer Methode zu verbessern, die die Energie der Liebe und Freundschaft nutzt.

そんな中、２０２２年の５月中旬頃〜６月初旬頃にアセンション体験のクライマックスと言いますか、目覚めの体験と言いますか、恐怖体験こみの覚醒体験を経験しました。これは、非常に伝えづらい内容になるのですが、喜びと表裏一体である正反対の現象が現れ出でました。これには本当に注意が必要です。

Mitte Mai bis Anfang Juni 2022 erlebte ich den Höhepunkt des Aufstiegserlebnisses, des Erweckungserlebnisses und des Erwachenserlebnisses mit Angst. Das ist ein sehr schwer zu vermittelnder Inhalt, aber das diametral entgegengesetzte Phänomen, das untrennbar mit Freude verbunden ist, ist entstanden. Seien Sie vorsichtig damit.

その経験の中で、僕は、ハートの中心より少し上側にある、言葉では伝えづらい場所にある存在の活性化を経験しました。

In dieser Erfahrung erlebte ich die Aktivierung der Existenz an einem Ort, der schwer in Worte zu fassen ist, direkt über dem Zentrum meines Herzens.

このことから、これはなんだと、興味を持つようになっていって、図書館にある医学の本を片っ端から調べていったところ、どうやら、医学の世界では胸腺（きょうせん）と呼ばれている存在であることがわかってきました。

Dadurch begann ich mich dafür zu interessieren, was das ist, und als ich alle medizinischen Bücher in der Bibliothek nachsah, schien es, dass es das ist, was in der medizinischen Welt Thymus genannt wird.

この経験から、胸腺（きょうせん）には、人間の免疫機能を司るＴ細胞を成熟させる器官であることがわかってきました。ガンやコロナなどの病気も胸腺さえ活性化できてしまえば、有利になる。そう言うことが言えるようになります。

Aus dieser Erfahrung ist klar geworden, dass die Thymusdrüse ein Organ ist, das T-Zellen heranreift, die menschliche Immunfunktionen kontrollieren. Auch Krankheiten wie Krebs und Corona sind von Vorteil, wenn der Thymus aktiviert werden kann. Das werden Sie sagen können.

このことから、胸腺の活性化が起これば免疫機能がアップして行くわけです。そして、どうやら、覚醒体験まで進むことができれば、胸腺の存在を肌感覚で認知できるようになり、日々、愛と友情のエネルギーの使い方を実践して胸腺を活性化していくことができるようになる。と、まぁ、そう言うことが言えるようになってきています。

　Wenn die Aktivierung des Thymus auftritt, steigt die Immunfunktion. Und offensichtlich werden wir, wenn wir zur Erfahrung des Erwachens fortschreiten können, in der Lage sein, die Existenz der Thymusdrüse mit Hautgefühl zu erkennen. Du wirst in der Lage sein, die Thymusdrüse zu aktivieren, indem du jeden Tag übst, die Energie der Liebe und Freundschaft zu nutzen.

一応、補足しておきますと、胸腺（きょうせん）の感覚を認知できる。と、表現しましたが、これは、特別な意味を含（ふく）みます。

Ich beschrieb es als in der Lage zu sein, die Empfindung der Thymusdrüse wahrzunehmen. aber das hat eine besondere Bedeutung.

　実際の覚醒体感の流れの中では、体が敏感（びんかん）になり過ぎて、性別をも超越したような感覚を味わい、その結果、様々な臓器が活性化されていく流れの中で、胸腺（きょうせん）の蝶（ちょう）の姿とも思えるような感覚を感知しました。

Im eigentlichen Prozess des Erwachens wurde mein Körper zu empfindlich und ich hatte das Gefühl, das Geschlecht zu transzendieren. Infolgedessen spürte ich im Fluss der Aktivierung verschiedener Organe das Gefühl eines Schmetterlings an der Stelle, wo die Thymusdrüse sein sollte.

僕の場合、蝶番（ちょうつがい）とも表現できるような気もしていますし、翼（つばさ）にも例えられるような気もしています。鳥のように感知される方もおられるかと思います。おそらく、人によって捉え方や感じ方が変わってくるのではないかと想像しているわけです。

　In meinem Fall habe ich das Gefühl, ich kann es als Scharnier ausdrücken. Ich habe das Gefühl, dass es mit Flügeln verglichen werden kann. Ich denke, manche Leute nehmen es wie einen Vogel wahr. Ich stelle mir vor, dass sich die Art und Weise, wie Menschen Dinge wahrnehmen und fühlen, je nach Person ändern wird.

　よって、ここに表現された以外の様々な表現方法がこれから世の中に現れ出てくると思います。僕は、そういった特別な感覚を味わいました。

　Daher denke ich, dass in Zukunft andere Ausdrucksweisen als die hier zum Ausdruck gebrachten in der Welt auftauchen werden. Ich hatte so ein besonderes Gefühl.

もちろん、このことを実証する必要があると思います。が、しかし、僕は医者でもなければ、医療関係者でもない。ですから、証明の仕方がわからないわけです。また、僕だけに起こった覚醒体験なのか、誰にでも起こりうる体験なのかも検証が必要になるでしょう。僕の経験で言わせていただくと、覚醒体験まで実質３年かかりますから。

　Natürlich denke ich, dass wir das demonstrieren müssen. Aber ich bin weder Arzt noch Facharzt. Ich habe also keine Ahnung, wie ich das beweisen soll. Außerdem muss überprüft werden, ob es sich um eine Erwachungserfahrung handelt, die nur mir passiert ist, oder um eine Erfahrung, die jedem passieren kann. Meiner Erfahrung nach dauert es drei Jahre, um das Erwachen zu erfahren.

　これを、検証したり臨床試験のような形で証明しようとしようものなら、その技術体系が確立するまで、いったい何年かかることでしょう。僕が生きている間に立証できるかどうかも、現時点では未知数です。

　Wenn wir versuchen, dies in Form von Verifikationen oder klinischen Studien nachzuweisen, wie viele Jahre wird es dauern, bis sich das Technologiesystem etabliert hat? Ob ich es zu meinen Lebzeiten beweisen kann, ist zu diesem Zeitpunkt ebenfalls unbekannt.

　ですから、今この記事を読んでいる、あなたはラッキーです。

　Wenn Sie diesen Artikel jetzt lesen, haben Sie Glück.

もし、この記事を読んで、アセンション体験や覚醒体験をしてみたい方がいらっしゃいましたら、本書の続きを熟読ください。愛と友情のエネルギーの使い方をご紹介させていただきます。

　Wenn Sie diesen Artikel lesen und eine Aufstiegserfahrung oder eine Erweckungserfahrung haben möchten, lesen Sie bitte den Rest dieses Buches sorgfältig durch. Ich möchte Ihnen zeigen, wie Sie die Energie der Liebe und Freundschaft nutzen können.

話を元に戻しますと、昔の仙人と呼ばれる人達は、この覚醒体験を経て、胸腺の活性化を体得して、その体験を活かして生きていたのではないかと、想像しているわけです。仮説の域を出ませんが、昔の医療のレベルだった頃（５００年くらい前）に、この体験をして、活用していたら、まるで仙人のようになれていたのかなぁと僕は空想をしています。

Um auf die ursprüngliche Geschichte zurückzukommen, stelle ich mir vor, dass die alten Einsiedler diese Erweckungserfahrung erlebten, die Aktivierung der Thymusdrüse meisterten und lebten, indem sie das Beste aus dieser Erfahrung machten. Es ist nur eine Hypothese, aber ich denke, ich wäre vielleicht ein "Einsiedler" geworden, wenn ich diese Erfahrung gemacht und sie genutzt hätte, als die medizinische Versorgung auf dem Niveau der alten Zeit (vor etwa 500 Jahren) war.

　現代は、医療のレベルが上がりすぎていて、死ねない時代とさえ言われる時代に変化してきていますから、今更、仙人にならなくとも医学の力で解決できる時代になっています。

In der heutigen Zeit ist das Niveau der medizinischen Versorgung zu stark gestiegen, und es wandelt sich in eine Ära, von der gesagt wird, dass sie „eine Ära ist, in der man nicht sterben kann".

が、しかし、人間の自然治癒力で長生きできるんだったら、自然治癒力のチカラを用いた方が気分的にいいよね。と言い逃げして、本編の真髄をご紹介差し上げたいと存じます。

Wenn Sie jedoch lange mit der natürlichen Heilkraft des Menschen leben können, fühlt es sich besser an, die Kraft der natürlichen Heilkraft zu nutzen. Ich glaube schon. In diesem Sinne möchte ich Ihnen die Essenz der Hauptgeschichte vorstellen.

それでは、ここからは、覚醒体験当時のお話も交えながら上昇気流（アセンション）の体験談や、対応策や救済策など処世術をご紹介していきます。

Von hier aus werde ich die Erfahrung des aufsteigenden Luftstroms (Aufstieg), Gegenmaßnahmen und Heilmittel zusammen mit der Geschichte des Erwachenserlebnisses vorstellen.

上昇気流 AUFSTIEG

　上昇気流（アセンション）体験は人によって、見え方や感じ方が変わってくる可能性がございます。これからご紹介する内容は一つの例としてとらえていただけたら幸いです。これからお伝えすることが必ず起こると言うわけではないことを、あらかじめご了承いただければと思います。

　Die Erfahrung des Aufwinds (Aufstieg) kann je nach Person unterschiedlich aussehen und sich anders anfühlen. Ich würde mich freuen, wenn Sie die Inhalte, die ich ab jetzt vorstellen werde, als Beispiel für eine Erfahrungsgeschichte nehmen könnten. Bitte haben Sie im Voraus Verständnis dafür, dass das, was ich Ihnen sagen werde, nicht unbedingt passieren wird.

　僕の体験談として、お伝えしてまいります。
　Ich werde Ihnen als meine Erfahrungsgeschichte erzählen.

　2019年7月中旬に、僕は、とあるセミナーに参加しました。そこで、クリスタルヒーリングと出会い。毎日のようにクリスタルヒーリングを続けていきました。
　Mitte Juli 2019 besuchte ich ein bestimmtes Seminar. Dort traf ich Crystal Healing. Ich setzte die Kristallheilung fast jeden Tag fort.

３ヶ月が経った頃、初めてのアセンションが始まる前に起きたことが印象的だったのご紹介しておきます。クリスタルヒーリングをしている時に、イメージの中で、基底部と言いますか、股（また）の間の中心から大きな蓮（ハス）の花が咲き、花弁（はなびら）が開いていくイメージが見えました。

　Ungefähr drei Monate später, bevor die ersten Aufstiege begannen, möchte ich euch gerne mitteilen, was mir als etwas geschah, das mir aufgefallen ist. Als ich Kristallheilung machte, sah ich ein Bild einer großen Lotusblume, die von der Basis, oder besser gesagt, von der Mitte des Schritts aus blühte und die Blütenblätter öffnete.

　また、初めての上昇気流（アセンション）が始まった頃、まどろみの中で、ハートの中心に光り輝くお光を感得しました。それは、夢見心地の中で、ハートの中心をのぞき込んで見るようなイメージでした。

　Zu Beginn meines ersten Aufstiegs, in meinem Schlummer, fühlte ich ein helles Licht im Zentrum meines Herzens. Es war, als würde man in einem verträumten Zustand in das Zentrum seines Herzens schauen.

　この頃、自己に内在する存在をハッキリと認識し、実在している感覚を肌で感じ、人体の不思議に直面していった時期だったと認識しています。

　Ungefähr zu dieser Zeit wurde ich mir meiner innewohnenden Existenz immer bewusster. Ich erkenne, dass es eine Zeit war, in der ich den Sinn für die Realität spürte und mich dem Wunder des menschlichen Körpers stellte.

初めてハートに昇ってくる上昇気流（アセンション）を、体感した時は、さすがにおどろきました。

Als ich zum ersten Mal erlebte, wie der aufsteigende Luftstrom (Aufstieg) in mein Herz (das Zentrum meiner Brust) aufstieg, war ich wirklich erstaunt.

「なんじゃこりゃぁっ」と言った感じです。
Es ist wie zu sagen: "Was ist das?"

あの体験以降、ちまたで言われている、目に見えない系のお話や、アセンションや、波動上昇、次元上昇などのお話が、頭のおかしい特定の人達のお話ではなくて、誰にでも起こりうる事象であることを知りました。

Seit dieser Erfahrung sind die Geschichten über das unsichtbare System, den Aufstieg, den Schwingungsanstieg und den dimensionalen Aufstieg, über die auf den Straßen gesprochen wurde, keine Geschichten über bestimmte verrückte Menschen, sondern Ereignisse, die jedem passieren können

また、上昇気流（アセンション）がハートの上のノドあたりに差し掛かった時の頃。

Auch wenn sich der aufsteigende Luftstrom (Aufstieg) der Kehle über dem Herzen näherte.

アーーーーーーーーーーーーーンと鳴り響（ひび）く、低い重低音、どっしりとした中域音、かすかに響（ひび）く高音、大勢の声が唱和しているかのようなサラウンドで聞こえてきて、ビックリしたことを今でも覚えています。

„Ahhn". Ich hörte donnernde Bässe, schwere Mitten, schwache Höhen und einen Chor von Stimmen im Surround-Sound. Ich erinnere mich noch, dass ich sehr überrascht war.

このあたりまでで、だいたいクリスタルヒーリングを始めて３ヶ月〜６ヶ月くらいの間に起こったことだったと記憶しています。

Bis zu diesem Punkt erinnere ich mich, dass es etwa 3 bis 6 Monate nach Beginn der Kristallheilung geschah.

また、クリスタルヒーリングを始めて半年過ぎたあたりの頃に、クリスタルを用いなくとも愛のエネルギーを用いれるようになっています。と自己に内在する存在からのお告げがあり、それ以来、クリスタルを外した、愛と友情のエネルギーの使い方を実践していきました。

Außerdem konnte ich etwa ein halbes Jahr nach Beginn der Steinheilkunde die Energie der Liebe nutzen, ohne Kristalle zu verwenden. Seitdem habe ich geübt, die Energie der Liebe und Freundschaft ohne Kristalle zu nutzen.

期間で言うと、クリスタルヒーリングを半年間、愛と友情のエネルギーの使い方を２年と４ヶ月くらい実践したことになります。合計して２年と１０ヶ月です。

In Bezug auf den Zeitraum habe ich ein halbes Jahr lang Kristallheilung praktiziert und ungefähr zwei Jahre und vier Monate lang geübt, wie man die Energie der Liebe und Freundschaft nutzt. Insgesamt 2 Jahre und 10 Monate.

上昇気流（アセンション）を続けて行く過程で、いつの頃からか、ノドより上の頭蓋（ずがい）の中まで上昇気流（アセンション）が起こるようになっていきました。
Im Verlauf des Fortsetzens des Aufwinds (Aufstieg) begann der Aufwind (Aufstieg) irgendwann bis zur Innenseite des Schädels über der Kehle aufzutreten.

そして、２年と１０ヶ月が経った頃、
Zwei Jahre und zehn Monate vergingen,

上昇気流（アセンション）は頭蓋（ずがい）の中の先へと移り進んで行く中で、希望の光を授（さず）けます。しかし、それは、人によっては地獄絵図ともなりましょう。僕はもがき苦しみました。
Der Aufstieg schenkt das „Licht" der Hoffnung, während es sich weiter in den Schädel hinein bewegt. Für manche Menschen kann es aber auch ein Bild der Hölle sein. Ich habe den Schmerz der Hölle gekostet.

結果、「抗（あらが）わずに進む者が勝ち」と言う言葉を授かっていながら、抗わずにはいられなくなるような性別を超越した身体の状況に直面して、せっかく教えてもらっていた言葉があるにもかかわらず、我慢の限界を迎え、身体に起こる現象に対して、初めて抗ってしまいました。

Infolgedessen wurde ich, obwohl mir gesagt wurde, dass „diejenigen, die ohne Widerstand vorankommen, gewinnen", mit einer geschlechtsübergreifenden körperlichen Situation konfrontiert, die mich zum Widerstand zwang. Trotz der Worte, die mir beigebracht worden waren, erreichte ich die Grenze meiner Geduld und wehrte mich zum ersten Mal gegen die Phänomene, die in meinem Körper auftraten.

そして、寒気や悪寒や恐怖感や不安感にさいなまれ、死をも覚悟した瞬間をむかえるのでした。その詳細は秘密にさせていただきますが、まさに地獄絵図でした。

Dann wurde ich von Schüttelfrost, Schüttelfrost, Angst und Angst gequält und sah mich dem Moment gegenüber, in dem ich bereit war zu sterben. Ich werde die Details geheim halten, aber es war wirklich ein Bild der Hölle.

そして、僕は男だ。男なんだ。って言い聞かせる、おまじないを言い始めるほどに追い込まれて行き、ただひたすらに耐え忍ぶのでした。

Und ich wurde zu dem Punkt getrieben, an dem ich anfing, einen Zauberspruch zu sagen, um mich selbst zu überzeugen: "Ich bin ein Mann. Ich bin ein Mann." Ich musste nur durchhalten.

そして、ここから、覚醒体験へと突入して行きます。
Und von hier aus werden wir in die Erfahrung des Erwachens eilen.

かごめ KAGOME

かごめ、かごめ、かごのなかのとりは、いついつでやる、よあけのばんに、つるとかめがすべった、うしろのしょうめんだぁ〜れ。

 Kagome, Kagome, Kago no naka no tori wa, itu itu deyaru Yoake no ban ni, turu to kame ga subetta, ushiro no syoumen daare.

 日本人なら、子供の頃、よく遊んだ歌ではあります。が、しかし、上昇気流（アセンション）体験を経（へ）て読むと、はっと、驚（おどろ）く内容に気づかされ、子供の頃、思っていたような印象の歌とは少し違うことに気が付かされました。この章では、このことについてお伝えしていきます。

 Wenn Sie Japaner sind, ist es ein Lied, das Sie oft gespielt haben, als Sie ein Kind waren. Als ich es jedoch nach einer Aufstiegserfahrung las, war ich vom Inhalt des Liedes überrascht und stellte fest, dass es sich ein wenig von dem Eindruck unterschied, den ich als Kind hatte. In diesem Kapitel erfahren Sie davon.

この歌は地方によって、多少、言葉が違うようです。だいたい同じことを言われていますので、この章の始めにご紹介した言葉に当てはめて表現していきます。

Dieses Lied scheint je nach Region ein etwas anderes Wort zu haben. Da sie ungefähr dieselbe Bedeutung haben sollen, werde ich die am Anfang dieses Kapitels eingeführten Wörter verwenden, um sie auszudrücken.

かごめ、この言葉は、てっきり目隠しして大人数で囲む、子供の頃の遊びの歌だと、とらえていました。しかし、上昇気流（アセンション）体験を経（へ）て読むと全然そういう意味ではないことに気づかされます。

Kagome, ich habe dieses Wort definitiv als ein Kindheitsspiellied verstanden, das mit verbundenen Augen und umgeben von einer großen Anzahl von Menschen war. Nachdem ich jedoch den Aufwind (Aufstieg) erlebt und gelesen habe, wird mir klar, dass es das überhaupt nicht bedeutet.

かごめ、かごめ、このかごめは、籠（かご）の目（め）、籠目を意味しています。そうですね、三角形と逆三角形が混じり合った絵、六芒星（ろくぼうせい）の形です。

Kagome, Kagome, dieses Kagome bedeutet Korbaugen, Korbaugen. Nun, ein Bild mit einer Mischung aus Dreiecken und umgekehrten Dreiecken. Es hat die Form eines sechszackigen Sterns.

では、籠（かご）の中のとりは、どういう意味でしょう。意味は色々注釈をつけれます。一つ目は鳥居（とりい）です。鳥居とは、神社の参道入り口などに建てる門と言う意味です。

Was bedeutet also „Kago no naka no tori wa"? Die Bedeutung kann auf verschiedene Weise kommentiert werden. Der erste ist Torii. Torii bedeutet ein Tor, das am Eingang eines Schreins errichtet wurde.

これは、僕のアセンション体験から言わせていただくと、蝶番（ちょうつがい）部分になります。医学的な部位で表現するならば人間のセンターコアでもある心臓（しんぞう）の少し上あたりに生息してある胸腺（きょうせん）です。

Aus meiner Aufstiegserfahrung ist dies der „Scharnier"-Teil. Wenn wir es mit medizinischen Begriffen beschreiben müssten, wäre es die Thymusdrüse, die etwas oberhalb des Herzens liegt, das das Zentrum des menschlichen Körpers ist.

見ようによっては鳥にも見えます。
Es sieht aus wie ein Vogel, je nachdem, wie man es betrachtet.

上昇気流（アセンション）時の体感では僕は蝶（ちょう）のように感じました。が、しかし、見方によっては鳥にも見えるかもしれません。鳥と表現しても、僕にとっては、あんまり違和感はありません。どちらにしても飛んでいくものなので。ということで、二つ目は鳥です。

Ich fühlte mich wie ein Schmetterling, als ich den Aufwind (Aufstieg) erlebte. Je nachdem, wie Sie es betrachten, kann es jedoch wie ein Vogel aussehen. Auch wenn ich es als Vogel ausdrücke, spüre ich keinerlei Inkongruenz. Denn es ist ein fliegendes Dasein. Der zweite ist also ein Vogel.

そして、「いついつでやる、よあけのばんに、」この意味は、おそらく、いつ？いつ？その姿を表すの？夜明けの晩（ばん）だよ。と言った具合に、期待（きたい）して、まちどおしくて堪（たま）らない様子（ようす）を表（あらわ）している意味にとらえています。

Und "Wann wirst du es tun, im Morgengrauen?", was wahrscheinlich bedeutet "Wann? Wann wird es erscheinen? Nacht im Morgengrauen." Ich verstehe darunter, dass die innere Existenz, die dem Selbst innewohnt, den Zustand der Erwartung und des Wartens ausdrückt.

僕が初めて熱くエネルギーを帯びた蝶［ちょう］（胸腺［きょうせん］）の姿を感じた時、まさしく、夜明け前の晩（ばん）でした。

Es war die Nacht vor Sonnenaufgang, als ich zum ersten Mal einen heißen, energischen Schmetterling (Thymus) spürte.

覚醒体験へと進むアセンションのクライマックスあたりで熱く滾（たぎ）る蝶（ちょう）の姿をハッキリと体感しました。

Am Höhepunkt des aufsteigenden Luftstroms (Aufstieg), der zum Erweckungserlebnis führt, konnte ich die heißen Schmetterlinge deutlich spüren.

そして、「つるとかめがすべった、」の意味ですが、僕はこの言葉を鶴（つる）ではなく、つるっと亀が滑（すべ）ったと、とらえています。

Und was die Bedeutung von „turu to kame ga subetta" angeht, verstehe ich dieses Wort so, dass eine Schildkröte ausgerutscht ist, kein Kranich.

絵的に説明すると、籠目（かごめ）である六芒星（ろくぼうせい）の中にある亀（かめ）の甲羅（こうら）のような絵があると思うのですが、つるっと少し回転してみてほしいです。そうすると、見えてきます。

Um es bildlich zu erklären, ich denke, es gibt ein Bild wie einen Schildkrötenpanzer in einem sechszackigen Stern, der ein Korbmuster ist, aber ich möchte, dass Sie es ein wenig drehen. Dann sieht man es.

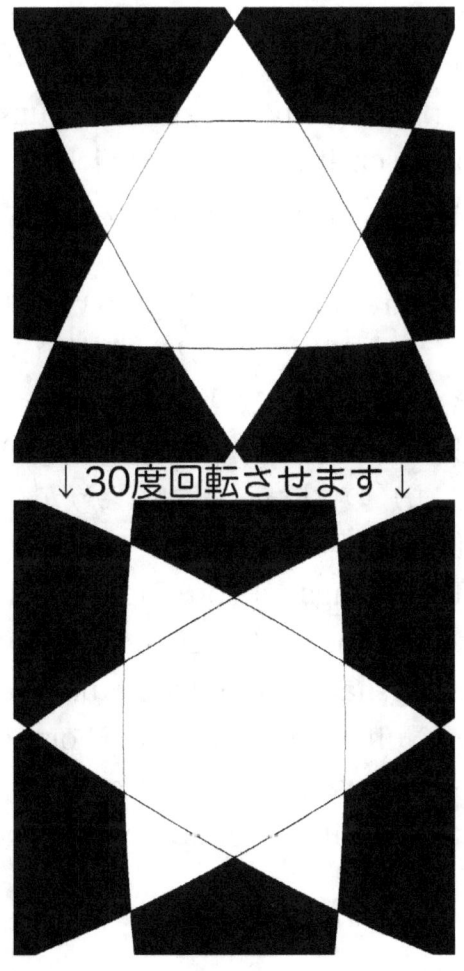
↓30度回転させます↓

そして、「うしろのしょうめんだぁ〜れ。」これは、アセンション体験をして、目覚めと言いますか、覚醒と言いますか、「ただ、ここに、ある。」という感覚まで進まれた方でしたら、「うん」と納得できる話なのですが、なかなか一般的には理解されにくい話だと思います。

Und „ushiro no syoumen daare" Dies ist eine Geschichte, die von denen verstanden werden kann, die den Aufstieg erlebt haben und zur Erfahrung des Erwachens fortgeschritten sind, aber ich denke, dass es ziemlich schwierig ist, sie allgemein zu verstehen.

これは、籠目（かごめ）の鳥居［とりい］（入口）が胸腺（きょうせん）だと表現するならば、籠目（かごめ）の本殿（ほんでん）や拝殿（はいでん）は、頭のてっぺんの先、そうですね、言葉で言うには忍（しの）び難（がた）いですが。閻魔（えんま）の位置や、王冠（おうかん）の位置や、豆（まめ）の位置とも表現できます。

Wenn der Torii (Eingang) von Kagome als Thymus ausgedrückt wird, dann befinden sich der Hauptschrein und die Anbetungshalle von Kagome um die Spitze des Kopfes herum. Nun, es ist schwer in Worte zu fassen. Es kann auch als die Position von „Enma", die Position der „Krone" oder die Position der „Bohne" ausgedrückt werden.

個人的な見解で言うならば、「うしろのしょうめんだぁ〜れ。」は、具体的に示すと、自己に内在する存在のことだと僕は見ています。

Aus persönlicher Sicht sehe ich „ushiro no syoumen daare" als ein inneres Wesen, das einem selbst innewohnt.

かごめの説明
Beschreibung von Kagome

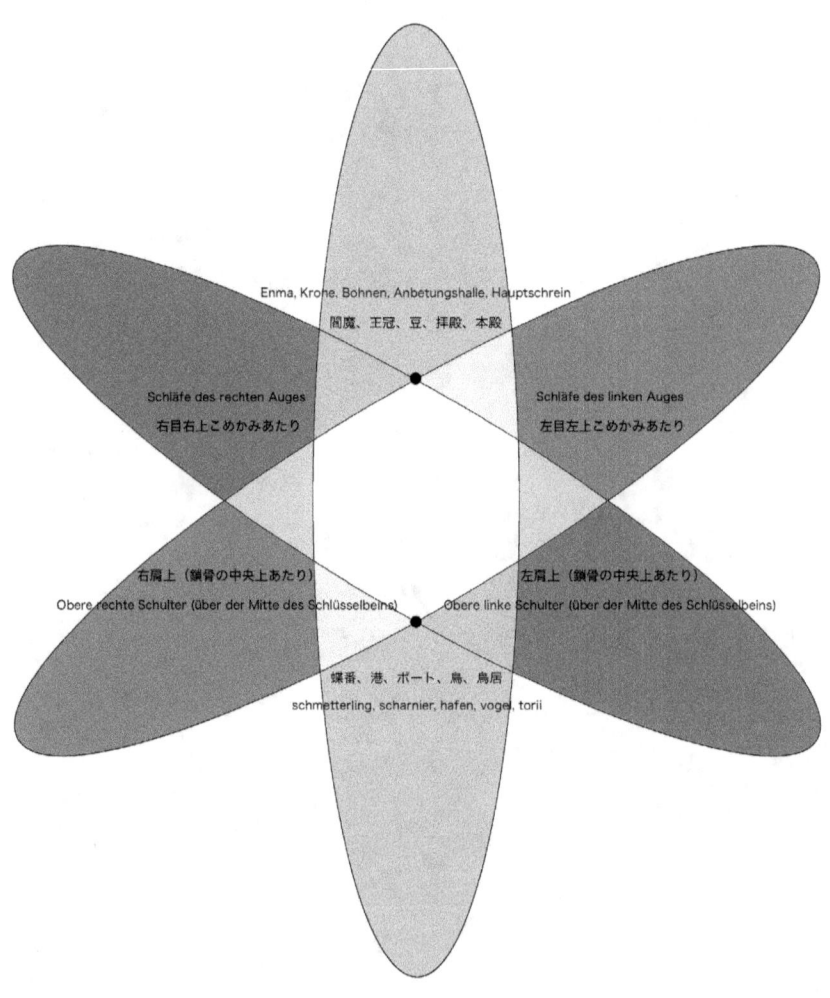

また、閻魔（えんま）と聞くと、何か怖い存在を思い浮かべるかもしれません。

Wenn Sie das Wort Enma hören, denken Sie vielleicht an etwas Beängstigendes.

ドラゴンボールや西遊記などのお話の影響もあって、まぁ、そのようにも、とらえられるのですが、アセンション体験をして覚醒体験をした人間にとっては閻魔は少し違った印象に映（うつ）ります。

Teilweise aufgrund des Einflusses von Geschichten wie Dragon Ball und Journey to the West kann es als solches wahrgenommen werden, aber für Menschen, die den Aufwind (Aufstieg) und das Erwachen erlebt haben, hat Enma einen etwas anderen Eindruck.

閻魔とは、みめうるわしい、度を超して一つのことに熱心な人と言う意味です。少しでも閻魔の印象が変わってくれれば御（おん）の字です。

Enma bedeutet eine schöne Person, die von einer Sache übermäßig begeistert ist. Ich würde es begrüßen, wenn sich der Eindruck von Enma auch nur ein wenig ändern würde.

また、王冠（おうかん）は、頭蓋骨（ずがいこつ）の頭頂骨（とうちょうこつ）と頭頂骨をつなぐ矢状縫合（しじょうほうごう）された円状の広範囲な部分を言います。アセンション体験して行った先に現れ出でます。

　Außerdem ist die "Krone" der kreisförmige breite Teil der Sagittalnaht, die die Scheitelknochen des Schädels verbindet. Es erscheint als Ergebnis der Fortsetzung der Aufstiegserfahrung.

　また、豆（まめ）は、上昇気流（アセンション）を続けていった先に、地獄の苦しみが現れます。その地獄の苦しみを、苦しみ抜いた先に現れ出でます。

　Als Ergebnis des fortgesetzten Aufstiegs wird höllisches Leiden erscheinen. "Bohnen" erscheinen als Ergebnis des Leidens durch dieses höllische Leiden.

　言葉では、まったく説明がつかないため、医学的な表現で説明すると、頭蓋骨（ずがいこつ）にある前頭骨（ぜんとうこつ）と左右の頭頂骨（とうちょうこつ）との間にある縫合（ほうごう）を冠状縫合（かんじょうほうごう）と言い。

　Worte können es überhaupt nicht erklären, um es in medizinischer Hinsicht zu erklären, wird die Naht zwischen dem Stirnbein im Schädel und dem linken und rechten Scheitelbein als Koronalnaht bezeichnet.

　その冠状縫合（かんじょうほうごう）と矢状縫合（しじょうほうごう）が交わるポイントを豆（まめ）の位置と表現させて進めさせていただきます。

Der Punkt, an dem sich die koronale Naht und die sagittale Naht schneiden, wird als "Bohnen"-Position bezeichnet.

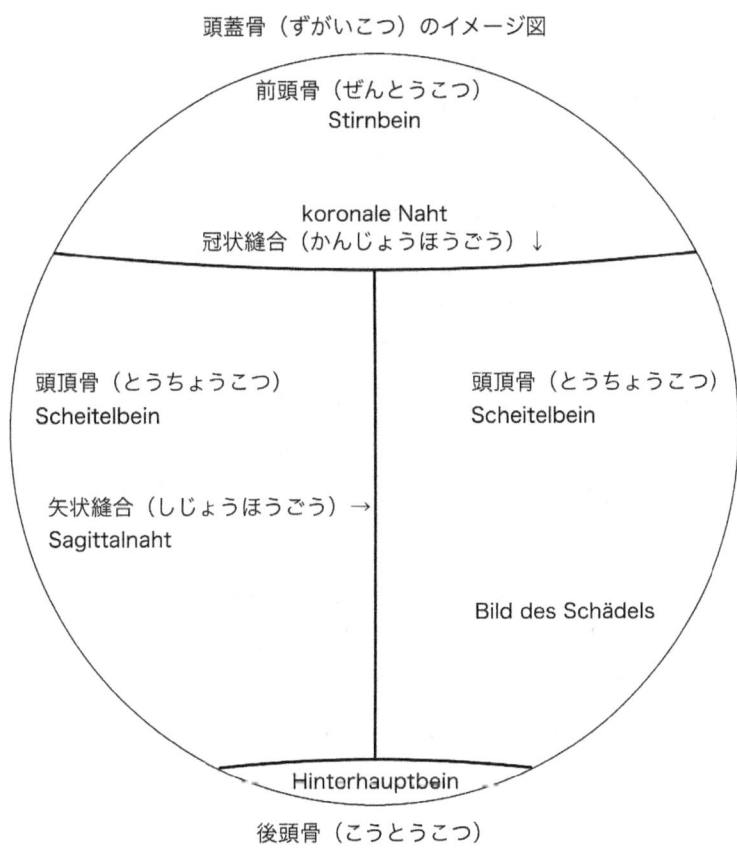

上手く伝わっていれば幸いです。

Ich würde es begrüßen, wenn die Worte gut übermittelt würden.

しかし、昔の人は良く言ったもんだなぁと感心させられます。子供の頃にその歌を歌わせて遊ばせておいて、しっかり教育されている。

Ich bin jedoch beeindruckt, dass die alten Leute es gut vermittelt haben. Als ich ein Kind war, wurde ich dazu gebracht, dieses Lied zu singen und damit zu spielen, und ich wurde richtig erzogen.

しかも、遊びの意味と内的探求の意味が上手く合わさっていて、二つの意味を成すなんて、素晴らしすぎる。

Darüber hinaus sind die Bedeutung des Spiels und die Bedeutung der inneren Erforschung gut kombiniert, und es ist zu wunderbar, zwei Bedeutungen zu haben.

まさにアセンションそのものを封じ込めていて、だれが考えたのか知るよしもありませんが、上手すぎる。

Es enthält wirklich den Aufstieg selbst, und ich weiß nicht, wer daran gedacht hat, aber ich finde es erstaunlich.

歌を作った人は天才だと思いました。

Ich dachte, die Person, die das Lied geschrieben hat, war ein Genie.

それでは、次章より、アセンション体験を進めていった先に、起こり狂う、覚醒体験した当時のお話をご紹介します。
　Dann, ab dem nächsten Kapitel, werde ich die Geschichte der Erweckungserfahrung vorstellen, die als Ergebnis der Fortsetzung der Aufstiegserfahrung stattfand.

覚醒体験 ERWACHENDE ERFAHRUNG

愛と友情。そのエネルギーの使い方を知ると、上昇気流（アセンション）が起きるようになります。

Liebe und Freundschaft. Wenn du weißt, wie man diese Energie nutzt, wird der Aufwind (Aufstieg) geschehen.

上昇気流（アセンション）を使いこなせるようになると、臍下（へそした）あたりの上昇気流（アセンション）から、胸（ハート）に昇る龍となる上昇気流（アセンション）へと進化していき、喉（のど）へと昇華して、頭の中心、そして頭のてっぺんへと移り進む過程にて、スーパーアセンションとなり、地獄の苦しみと引き換えに豆を持つ様（よう）となるのです。これには注意が必要となり、身がかえるのです。

Wenn Sie den aufsteigenden Luftstrom beherrschen, entwickelt er sich vom aufsteigenden Luftstrom um den Nabel zum aufsteigenden Luftstrom, der zur Brust (Herz) aufsteigt, zum Hals und dann zur Mitte des Kopfes sublimiert. Und im Prozess der Bewegung zur Spitze des Kopfes wird es zu einem Superaufstieg, und es wird so, als würde man eine Bohne im Austausch für das Leiden der Hölle halten. Dies erfordert Vorsicht.

こうなってくると上昇気流（アセンション）させようと思う気持ちはなくなっていきます。それよりも、心（ハート）

と頭（マァーラ）のバランスを取ろうと必死にもがきます。それが、冷や水浴びせられた模様（もよう）となるのです。

Wenn dies geschieht, wird der Wunsch aufzusteigen verschwinden. Vielmehr kämpfe ich verzweifelt darum, mein Herz und meinen Kopf in Einklang zu bringen. Es wird zu einem Muster, das mit kaltem Wasser übergossen wurde.

結果的に、何もかもを手放していく姿となり、想像力すらも手放す姿となります。そして、内的探求で得た知識をも全（すべ）て覆（おお）い隠（かく）すようになります。

Dadurch wird es zu einer Figur, die alles loslässt, sogar die Vorstellungskraft. Es beginnt auch, all das Wissen zu verdunkeln, das es bei seiner inneren Suche gewonnen hat.

ただいま、その状態にあります。

In diesem Zustand bin ich gerade.

今、僕がやっていることを明示
Ich zeige dir, was ich jetzt mache.

過去も未来も夢なんだ。
空想も妄想も夢と一緒（いっしょ）なんだ。
記憶すらも夢なんだ。
そのことに気が付けたなら、今すぐに言ってほしい、
目に見えるものを追いかけます。
目に見えるものはリアルである。
目に見えるものは今の現実なのである。
ですから、目に見えないものを追いかけ始めたら今すぐに言ってほしい。目に見えるものを追いかけます。と、そうすれば、あなたの目（まなこ）がパッチリになって後遺症もなんのその。

Vergangenheit und Zukunft sind Träume.

Fantasien und Wahnvorstellungen sind dasselbe wie Träume.

Sogar Erinnerungen sind Träume.

Wenn du das bemerkst, möchte ich, dass du es jetzt laut aussprichst.

"Verfolge die sichtbare Welt."

Die sichtbare Welt ist real.

Die sichtbare Welt ist die gegenwärtige Realität.

Wenn Sie also anfangen, die unsichtbare Welt zu jagen, sagen Sie es jetzt laut.

"Verfolge die sichtbare Welt."

Wenn Sie das tun, werden Ihre Augen perfekt sein und es gibt keine Nachwirkungen.

これで、頭は現在に同期を始める。
Jetzt beginnt sich das Denken mit der Gegenwart zu synchronisieren.

次にしてほしいことがあって、次って言ってもほぼ同時なんですけど、体の胴体（どうたい）と頭をつなげて同期をはかってほしいです。呼吸を実況中継してみてください。何秒吐いて、何秒吸ってとか考えなくていいです、今吐いている。今吸っている。くらいの程度でいいです。実況中継を始めると、現在に同期した頭と体の胴体（どうたい）が連動し始めます。ここに、ゆとりが生まれる様（さま）があります。

Als nächstes möchte ich, dass Sie Oberkörper und Kopf des Körpers synchronisieren. Versuchen Sie, Ihrer Atmung zu folgen. Sie müssen nicht darüber nachdenken, wie viele Sekunden Sie ausatmen und wie viele Sekunden Sie einatmen. Ich atme jetzt Luft aus. Ich atme jetzt Luft Das ist genug. Wenn Sie mit dem Kommentieren beginnen, beginnen Gehirn und Körper, die mit der Gegenwart synchronisiert sind, zusammenzuarbeiten. Es gibt einen Zustand, dass hier ein Raum des Herzens geboren wird.

とまぁ、こう言う状態となると、気が楽になります。もし、あなたが、上昇気流（アセンション）をあつかえるようになった後、手のつけられない混迷状態になったら、この文章を読んでほしいです。きっと思考と身体がリセットされることでしょう。

Es gibt mir ein besseres Gefühl, wenn ich in dieser Situation bin. Wenn Sie sich in einem Zustand unkontrollierbarer Verwirrung befinden, nachdem Sie Ascension gemeistert haben, lesen Sie bitte diesen Artikel. Ihr Geist und Körper werden sicherlich zurückgesetzt.

この文章を書いた後、起きたことを原文のまま記述
Was geschah, nachdem ich diesen Artikel geschrieben hatte.

　何もかも手放していき、想像力すらも手放した結果。体の準備が整ったのか、一斉（いっせい）に体の感覚すらも手放した状態になった。

　Als Ergebnis des Loslassens von allem und sogar der Vorstellungskraft waren vielleicht die Vorbereitungen für den Körper abgeschlossen, und plötzlich waren sie in einem Zustand, sogar die Empfindungen ihres Körpers loszulassen.

　それは秘密の秘法って言われていて皆が通る道なのです。
　Es wird die geheime Formel genannt und es ist der Weg, den jeder geht.

　自分の意思とは関係なく起こりました。そして、息もしているかどうかわからない、体の感覚すらもなくなっていて、ただ、そこに、ある。ただ、ここに、ある。と言った感覚のみとなるのでした。
　Es geschah gegen meinen Willen. Und ich weiß nicht einmal, ob ich atme oder nicht, ich kann nicht einmal meinen Körper spüren, er ist einfach da. Aber hier ist es. Es war nur das Gefühl zu sagen.

思考すら存在しない感覚です。

Es ist ein Gefühl, dass nicht einmal Gedanken existieren.

そして、頭がピクッ、ピクッっとなったかと思うと、体の感覚が戻ってきて、浅い呼吸を感じ、思考が戻ってきました。

Dann, als ich dachte, mein Kopf würde zucken, kehrten meine Sinne zu meinem Körper zurück, ich spürte ein flaches Atmen und meine Gedanken kehrten zurück.

これは、いったい？…と分析を始める自分がいて、結局のところ、これまでの体験記憶から、この体験に似ている言葉を探すんだけれども、いろんな言葉が思いつき、当てはめていっても、当てはめた途端（とたん）、その言葉が嘘（うそ）に感じる感覚となり、言葉で説明することの矛盾（むじゅん）に気が付き、名前を付けると嘘（うそ）になると思うように至（いた）りました。

Was ist das? … und ich beginne zu analysieren, und am Ende suche ich aus meinen bisherigen Erfahrungserinnerungen nach Wörtern, die dieser Erfahrung ähneln, aber selbst wenn mir verschiedene Wörter einfallen und sie anwenden, in dem Moment, in dem ich sie anwende, habe ich gefühlt dass Worte eine Lüge waren, und ich erkannte den Widerspruch, Dinge mit Worten zu erklären.

無意識に瞑想（めいそう）に没入した感じ…やっぱ言葉にすると嘘（うそ）になる。笑。

　Ich fühlte mich, als wäre ich unbewusst in Meditation eingetaucht. Es in Worte zu fassen, wäre eine Lüge.

一応、念のために、初心忘れるべからずと言う意味も込めて、僕が、その時、何を思ったのかだけ列挙しておきます。
Zur Sicherheit werde ich vorerst nur das aufzählen, was ich damals gedacht habe, um meine ursprüngliche Absicht nicht zu vergessen.

　平安を味わう感じかな…、人様の言う無がこれか？、三昧（サマディ）がこれか？、しかし、無も三昧（ざんまい）も僕には偽（いつわ）りの言葉に見えて仕方ない。無と書くと、ただ、ここに、ある。と言う感覚があるため無ではないと結論づけれるし、三昧と書くと、心を一つのものに集中させて安定した精神状態になるさまと言う意味らしいのだが、僕自身、心を一つのものに集中させている感覚は、まったくない。自分の意思とは関係なく勝手にその状態が行われていくさまであるから、おそらく三昧（ざんまい）でもない。

Ich frage mich, ob es sich wie ein Vorgeschmack auf Frieden anfühlt... Ist das das „Nichts", was die Leute sagen? Ist das Samadhi? Ich kann jedoch nicht umhin zu denken, dass „Nichts" und „Samadhi" für mich falsche Worte sind. Wenn Sie „nichts" schreiben, können Sie schlussfolgern, dass es nicht „nichts" ist, weil Sie das Gefühl haben, „es ist einfach da, es ist hier". Es scheint, dass das Wort Samadhi bedeutet, seinen Geist auf eine Sache zu fokussieren und einen stabilen Geisteszustand zu erreichen, aber ich selbst habe nicht das Gefühl, dass mein Geist überhaupt auf eine Sache konzentriert ist. Dieser Sachverhalt tritt unbewusst und willkürlich auf, ungeachtet des eigenen Willens, also ist es wahrscheinlich kein Samadhi.

じゃぁ、これは、なに？と分析を進めた結果論として、この状態に名前などあるはずがないと、エクスタシーの究極点と表現してもいいが、なにか伝えている言葉の印象が変わってしまっていることに気付く。初めてこの文章を読む人に語弊（ごへい）を与えかねない。その部分だけを見ると偽（いつわ）りにも見える。また、至福（しふく）か？と分析すると、この上ない幸福（心が満ち足りていること）と言う意味らしいが…いや、そう言うことじゃないんだよなぁ…結果的にそう言う状態になるのかもしれないけれど、体感的、感覚的にはそんな印象ではなくて…。

Was ist das? Als Ergebnis der Analyse kann es keinen Namen für diesen Zustand geben, er kann als höchster Punkt der Ekstase ausgedrückt werden, aber ich bemerke, dass sich der Eindruck der übermittelten Worte verändert hat. Es mag für diejenigen, die diesen Satz zum ersten Mal lesen, irreführend sein. Wenn Sie nur auf diesen Teil schauen, sieht es gefälscht aus. Wonne? Wenn Sie es analysieren, scheint es höchstes Glück (zufriedenes Herz) zu bedeuten. Nein, das sage ich nicht... Infolgedessen mag es in einem solchen Zustand sein, aber es ist körperlich und emotional nicht so ein Eindruck.

言葉にするとやはり偽（いつわ）りとなる。嘘（うそ）になる。言葉で表現できない境地とも言えるが、結局それはなんですか？となると説明つかない。

Es in Worte zu fassen, wäre eine Lüge. Man kann sagen, dass es ein Zustand ist, der nicht in Worte gefasst werden kann, aber was ist das am Ende? Ich kann es nicht erklären.

そう言う感覚を味わいました。
Ich hatte dieses Gefühl.

そういった経験を経て思うことがあります。
Nach dieser Erfahrung habe ich einige Gedanken.

「そうか、思考すること、そのものが夢だったんだ。」
でした。
"Denken war ein Traum für sich."

もし、この文章を読んで上昇気流（アセンション）に興味を持ち、体験してみたいと思われた方がいらっしゃいましたら、愛と友情のエネルギーの使い方を体験してみてください。

Wenn Sie sich nach dem Lesen dieses Textes für den Aufwind (Aufstieg) interessieren und ihn erleben möchten, erfahren Sie bitte, wie Sie die Energie der Liebe und Freundschaft nutzen können.

これが、あなたの為（ため）となるか、どうかは、あなた自身の思考にかかっています。是非、お楽しみいただければと思います。

　Ob das bei Ihnen funktioniert, hängt von Ihrem eigenen „Denken" ab. Ich hoffe du genießt es.

救済策 RETTUNG

アセンションと呼ばれる上昇気流を堪能（たんのう）し始めると、ヘソ下あたりの上昇気流（アセンション）から、ハートあたりの上昇気流（アセンション）、ノドあたりの上昇気流（アセンション）、頭蓋（ずがい）の中へと入っていく上昇気流（アセンション）を経験していくようになります。そうなってくると、それまでの快楽や幸福感を得る楽しみとは正反対の苦楽を味わうようになっていきます。

Wenn Sie beginnen, den aufsteigenden Luftstrom namens Aufstieg zu genießen, entwickelt er sich vom aufsteigenden Luftstrom um den Nabel (Aufstieg) zum aufsteigenden Luftstrom (Aufstieg) um das Herz herum und sublimiert in den aufsteigenden Luftstrom (Aufstieg) um den Hals. Sie werden beginnen, einen Aufwind (Aufstieg) zu erleben, der in Ihren Schädel eindringt. Wenn das passiert, werden Sie beginnen, die Freuden und Sorgen zu erleben, die das genaue Gegenteil der Freuden und des Glücks sind, die Sie bis zu diesem Zeitpunkt erlebt haben.

上昇気流（アセンション）すればするほど、苦しみ、寒気、悪寒（おかん）を味わうようになり、ヒーリングを辞めてしまう程の、精神的に追い詰められた状態、そうですね、医学的には統合失調症（とうごうしっちょうしょう）やうつ病と診断される類（たぐ）いの症状が現れ始めます。

Je weiter du aufsteigst, desto mehr leidest du, die Schüttelfrost, die Schüttelfrost. Sie werden mental in dem Maße in die Enge getrieben, dass Sie die Heilung aus eigenem Willen beenden. Nun, Sie fangen an, die Art von Symptomen zu haben, die medizinisch als Schizophrenie oder Depression diagnostiziert werden.

ですから、注意が必要です。
Du solltest vorsichtig sein.

僕の場合、たまたま読書が好きで、読んだ本に助けられることになりました。その結果を自分の言葉で、ご紹介したいと思います。
In meinem Fall lese ich gerne, und die Bücher, die ich gelesen habe, haben mir dabei geholfen. Ich möchte die Ergebnisse in meinen eigenen Worten vorstellen.

過去や未来について思い悩む状態をマインドワンダリングと呼ぶ。
Der Zustand der Sorge um die Vergangenheit oder die Zukunft wird als Gedankenwandern bezeichnet.

　上昇気流（アセンション）が頭蓋（ずがい）の中まで入っていく上昇気流（アセンション）を体験して行った結果、寒気や悪寒、恐怖感や不安感に襲われて、精神的に追い詰められた状態に陥（おちい）って行きました。その結果、目に見えないものを追い求め過ぎている自覚が芽生え、目に見えるものを追い求めるように意識を変えて普段の生活を過ごすようになりました。

　Als Ergebnis des Erlebens der aufsteigenden Luftströmungen (Aufstieg), die in den Schädel eindrangen, wurde ich von Schüttelfrost, Schüttelfrost, Angst und Angst überfallen und geriet in einen mental in die Enge getriebenen Zustand. Als Ergebnis wurde mir bewusst, dass ich zu viel von dem verfolgte, was ich nicht sehen konnte.

　そんな中、気が付いたことを記述します。
　In der Zwischenzeit werde ich schreiben, was mir aufgefallen ist.

今の今まで、過去の記憶が断片的にイメージで現れると、そのことについて永遠と思い出して、あの時こうだったとか、思いを巡らしていました。そういった繰り返し、ループって、実は、目に見えないものを追い求めている姿だったんだ。と気がつくようになり、あっ、目に見えるものを追いかける姿に戻ります。って宣言して戻ってみると、今の今まで、これに苦しめられていたんだって発見があり、過去の記憶って、記憶データであって、そのデータをイメージで膨らませた空想、言い換えるならば妄想なんだって気付きを得たわけです。

Bisher, als meine Erinnerungen an die Vergangenheit bruchstückhaft in Form von Bildern auftauchten, erinnerte ich mich für immer daran und dachte darüber nach, wie es damals war. Eine solche Wiederholung, ein Loop, war eigentlich eine Form, etwas Unsichtbarem nachzugehen. Ich fing an zu begreifen. Also erklärte ich: „Ich werde der sichtbaren Welt nachjagen", und als ich in die reale Welt zurückkehrte, stellte ich fest, dass mich das bis jetzt gequält hatte. Ich erkannte, dass Erinnerungen an die Vergangenheit Informationsdaten sind und Fantasien, die mit Bildern aufgeblasen sind, die auf diesen Informationsdaten basieren, mit anderen Worten Wahnvorstellungen.

それが、わかると、例えば、宝くじなんかの一等が当選したら、何しようとかいう想像、言い換えるならば妄想も、目に見えないものを追い求め過ぎている姿なんだな。と気付きがあり、そっか、これも、こうあったらいいなっていう未来予想図でしかなくて、結局のところは、過去の記憶の空想や妄想と一緒で、目に見えないものを追い求め過ぎている姿なんだな。って気付きがありました。

Als ich das verstanden hatte, wurde mir klar, dass die Vorstellung davon, was ich tun würde, wenn ich den ersten Preis in der Lotterie gewinnen würde, oder mit anderen Worten, Wahnvorstellungen, eine Form des übermäßigen Strebens nach etwas Unsichtbarem war. Dies ist nur eine Zukunftsprojektion. Am Ende wurde mir klar, dass es die gleiche Natur wie die Fantasien und Wahnvorstellungen vergangener Erinnerungen hat, und dass es eine Form ist, zu vielen unsichtbaren Dingen nachzujagen.

正直に言うと、これもかよって気持ちにはなりましたが、目に見えるものを追い求めるように意識を変えて過ごすだけで、かなり意識改革ができるもんなんだな。と思うようになっています。

Um ehrlich zu sein, wusste ich nicht, was ich tun sollte, aber ich bin zu dem Schluss gekommen, dass ich mein Bewusstsein erheblich verändern kann, indem ich einfach mein Bewusstsein verändere, um dem nachzugehen, was ich sehen kann.

とにかく、今は、目に見えないもの（過去や未来）を追い求め始めたら、目に見えるものを追い求める姿に戻りますと言って。リセットする癖（くせ）をつけていけたらいいな。と思っています。

Wie auch immer, sobald ich anfange, das Unsichtbare (Vergangenheit und Zukunft) zu verfolgen, werde ich mich wieder der sichtbaren Welt widmen. Ich fände es schön, wenn ich mir das Zurücksetzen angewöhnen könnte, indem ich sage.

しかし、目に見えるものを追い求める姿に戻っても解決できないような、寒気、悪寒、恐怖感、不安感に陥（おちい）ってしまった場合のためにも、知っておいてほしいことがあります。

Aber nur für den Fall, dass Sie unter Schüttelfrost, Ängsten und Unsicherheiten leiden, die nicht gelöst werden können, indem Sie zu Ihrem Streben nach dem Sichtbaren zurückkehren, hier ist, was Sie wissen müssen.

それが、これ。薬指の秘密。リラックス法。体を脱力させる方法です。

Lass mich dich vorstellen. Das Geheimnis des Ringfingers. Entspannungsmethode. Es ist eine Möglichkeit, Ihren Körper zu entspannen.

手にある五本の指には、おのおの使い方や意味が存在しています。そのことを引用しながらご紹介していきます。

Jeder der fünf Finger an der Hand hat seine eigene Verwendung und Bedeutung. Ich werde es vorstellen, indem ich es zitiere.

柳生心眼流（やぎゅうしんがんりゅう）
■手の指の話、手には筋繊維として三つの流れがある。
一つ目は、親指の流れ、
二つ目は、人差し指と中指の流れ、
三つ目は、薬指と小指の流れ。
〜それそれの指の意味〜
・親指：強い力、親指は最後に頼りなさい。
（力を伝えたい時だけ使うイメージ）
・人差し指：伸ばす力
・中指：回転の指、中指を中心にして回すと手は回りやすくなる。
・薬指：交感神経、副交感神経が通っているのは薬指だけ。敏感（びんかん）。一番感覚が鋭（するど）い。
・小指：子供は家を纏（まと）める：鎹（かすがい）：小指で握ったらまとまる。

Yagyu Shinganryū

▪ Apropos Finger der Hand: In der Hand gibt es drei Ströme von Muskelfasern.
Der erste ist der Fluss des Daumens,
Der zweite ist der Fluss von Zeigefinger und Mittelfinger,
Der dritte ist der Fluss des Ringfingers und des kleinen Fingers.
～Die Bedeutung jedes Fingers～

・Daumen: Starke Kraft, der Daumen ist der letzte, auf den man sich verlassen kann. (Nur verwenden, wenn Sie Macht vermitteln möchten)

・Zeigefinger: Kraft zum Strecken

・Mittelfinger: Rotierender Finger, Drehen der Hand um den Mittelfinger erleichtert das Drehen.

・Ringfinger: Nur der Ringfinger hat sympathische und parasympathische Nerven. empfindlich. Die empfindlichste.
Kleiner Finger: Kinder halten die Familie zusammen: Der kleine Finger hält die Kraft der Hand zusammen.

引用元：武術格闘家 菊野克紀 の 誰ツヨDOJOy
https://www.youtube.com/watch?v=8H6LtISZ8Bw

僕は、格闘家ではないため、人を殴ることは無いですが、指の意味や、指の使い方に興味があって、どんなことにでも転用できそうな気がしたので、自分なりに研究を始めています。その中で、少し、わかってきたことをご紹介しておきます。

　Ich bin kein Kampfsportler, also schlage ich keine Menschen, aber ich interessiere mich für die Bedeutung von Fingern und wie man sie benutzt. Ich hatte das Gefühl, ich könnte es auf alles anwenden, also fing ich an, selbst zu recherchieren. Ich werde vorstellen, was ich darin gelernt habe.

　格闘技などの殴ることを前提とした場合、小指と薬指を握り込む形になるのかなと思います。

　Wenn die Prämisse ist, wie Kampfsport zu schlagen. Ich denke, es wird eine Form des Greifens des kleinen Fingers und des Ringfingers sein.

殴ることに重きを置いた形
Form des Schlagens

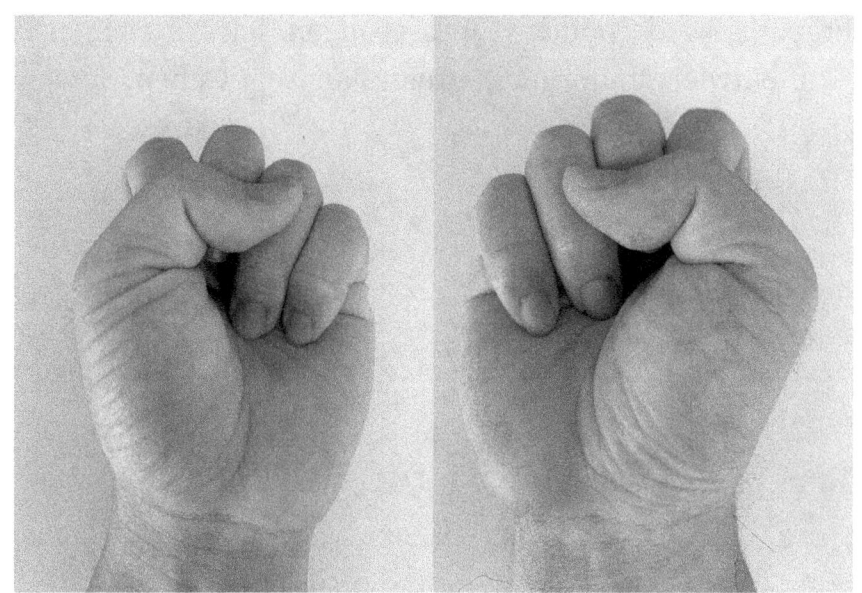

しかし、これでは、小指、薬指にどうしても力（ちから）が入ってしまうため、ウォーキングで試してみると、楽にはなるのですが、ちょっと肩の力（りき）みが発生してしまう気がして、改良を重ねていった結果、握り込まない握り方を編み出しました。ウォーキング専用です。

　Dies wird jedoch zwangsläufig den kleinen Finger und den Ringfinger zwingen. Als ich es beim Gehen versuchte, wurde es einfacher, aber ich hatte das Gefühl, dass es meine Schultern ein wenig belastete. Das Ergebnis wiederholter Verbesserungen. Ich habe einen Griff entwickelt, der nicht greift. Nur zum Gehen.

握り込まないグー
Wie man greift, ohne zu greifen

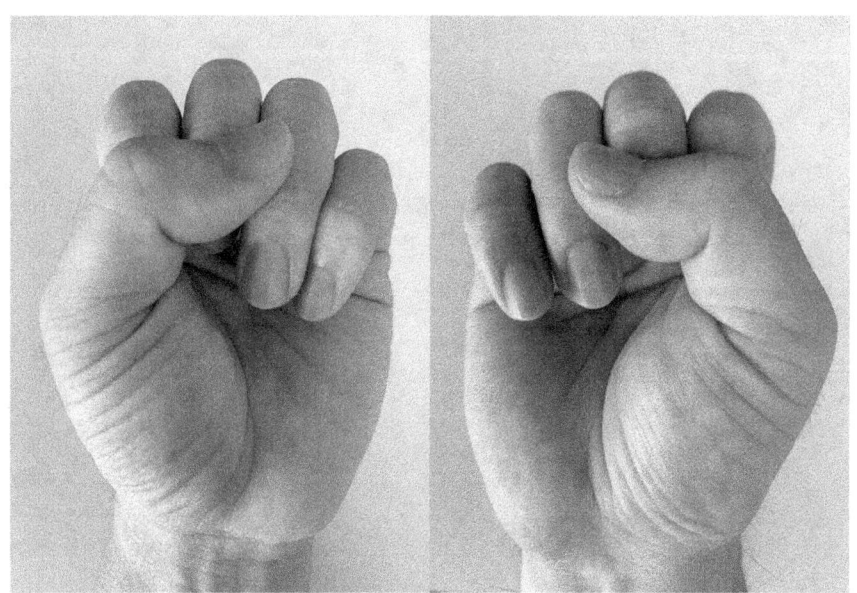

重要になるのが、親指を薬指に軽く触れるような感覚で、軽く添えるようなイメージで、握（にぎ）り込まないように、力（りき）まないようにすることが重要です。

　Wichtig ist, zu spüren, wie der Daumen den Ringfinger leicht berührt, und sich vorzustellen, wie er sich leicht berührt, um ihn nicht zu greifen und nicht zu erzwingen.

それでは、次に、普通の人が普通に役立つ薬指の使い方をご紹介します。それは、薬指の爪に親指の腹を軽く触れるように置きます。力（ちから）は入れずにそのままの状態で過ごします。すると、肩の力は抜けていき、足の指先までぐぃーっと伸びていく感覚を味わい、今まで感じたことないような良好な感覚を味わいます。

Als nächstes werde ich vorstellen, wie man den Ringfinger benutzt, den gewöhnliche Menschen täglich benutzen können. Es legt die Daumenkuppe auf den Nagel des Ringfingers, so dass er sich leicht berührt. Erzwingen Sie es nicht und geben Sie es so aus, wie es ist. Dann löst sich die Spannung in Ihren Schultern und Sie werden das Gefühl haben, sich bis zu den Zehen zu dehnen.

　その効果は覿面（てきめん）です。
Die Wirkung ist bemerkenswert.

発見当初の形
ursprüngliche Form der Entdeckung

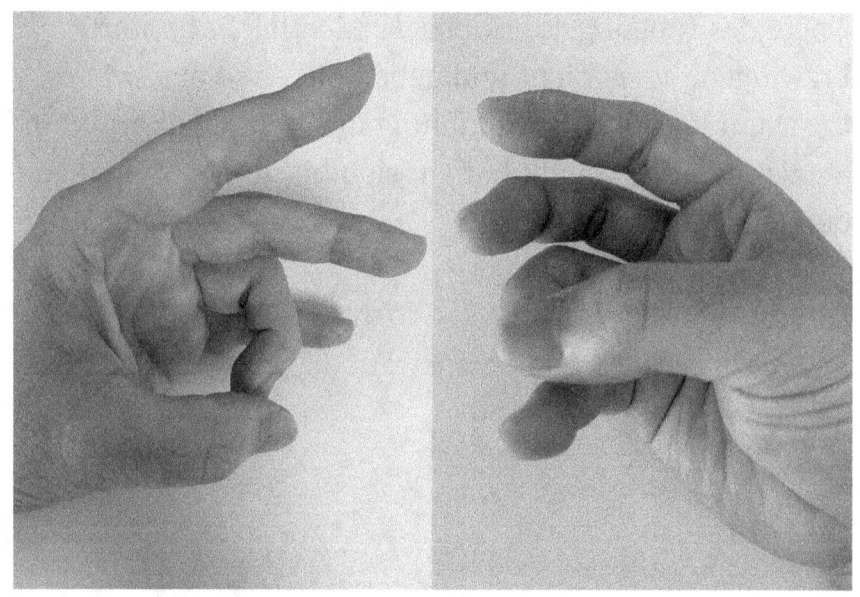

なれてくるとこうなりました。が、しかし、足の指先までぐぃーっと伸びるような感覚は減少して行きます。

Das ist passiert, als ich mich daran gewöhnt habe. Allerdings lässt das Dehnungsgefühl bis zur Zehenspitze nach.

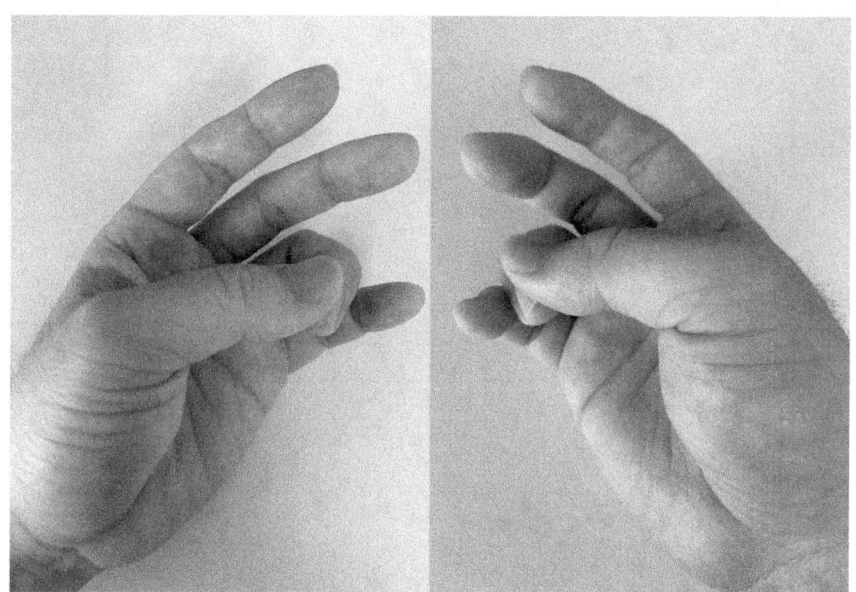

爪に当てずに指の腹同士にすると、反対のことが起こるような気がします。手がジンジンして、手が震えてくる感じ、興奮状態になっている気がします。注意が必要です。

Ich habe das Gefühl, dass das Gegenteil passiert, wenn ich meine Fingerkuppen aufeinander lege, anstatt meine Nägel zu berühren. Ich habe das Gefühl, dass meine Hände kribbeln, meine Hände zittern und ich fühle mich wie in einem Zustand der Erregung. Du solltest vorsichtig sein.

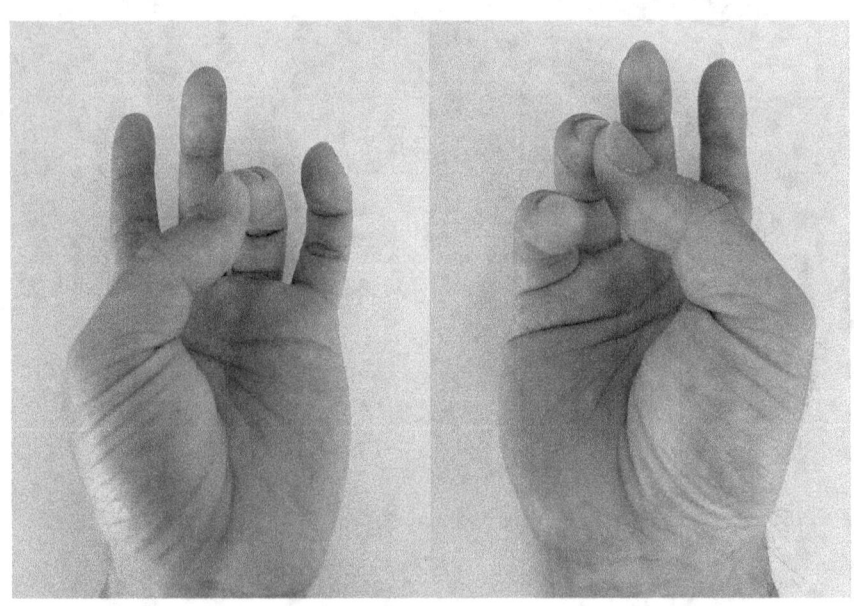

薬指の爪と皮膚に親指を触れるように添えると自然とピースになります。肩と首あたりまで守られているような感覚になりました。

　Legt man den Daumen auf den Nagel und die Haut des Ringfingers, wird daraus ganz natürlich ein Peace-Zeichen. Ich hatte das Gefühl, dass meine Schultern und mein Nacken geschützt waren.

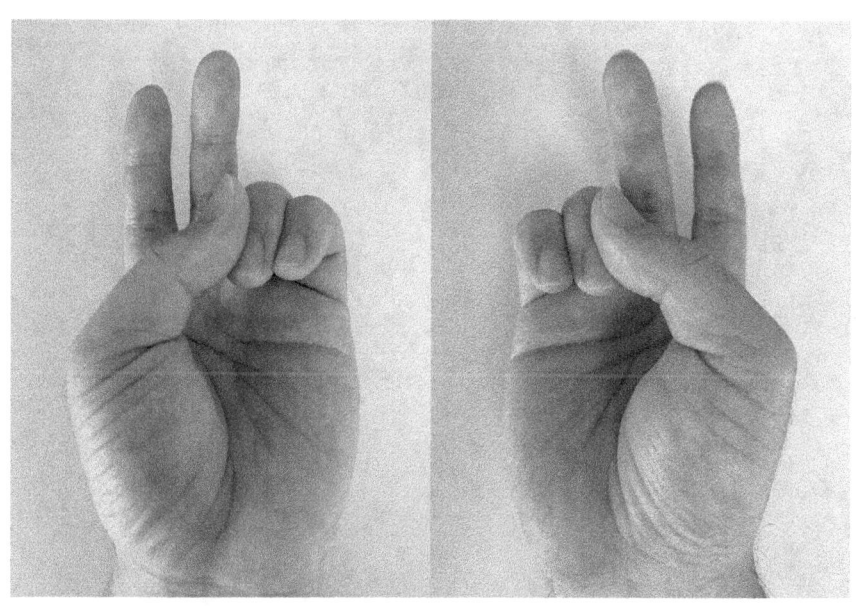

薬指の第一関節に親指の腹の先を軽く当て、親指が薬指の関節を触っている感覚がある状態を作ります。そして、親指の腹を薬指の爪に触れるように軽く置きます。本当に些細な違いですが、感覚的に大きな違いが生まれます。

Berühren Sie das erste Gelenk des Ringfingers leicht mit der Spitze der Daumenkuppe, um einen Zustand zu erzeugen, in dem der Daumen das Gelenk des Ringfingers berührt. Platzieren Sie dann die Daumenkuppe leicht so, dass sie den Nagel Ihres Ringfingers berührt. Es ist ein wirklich kleiner Unterschied, aber es macht einen großen Unterschied.

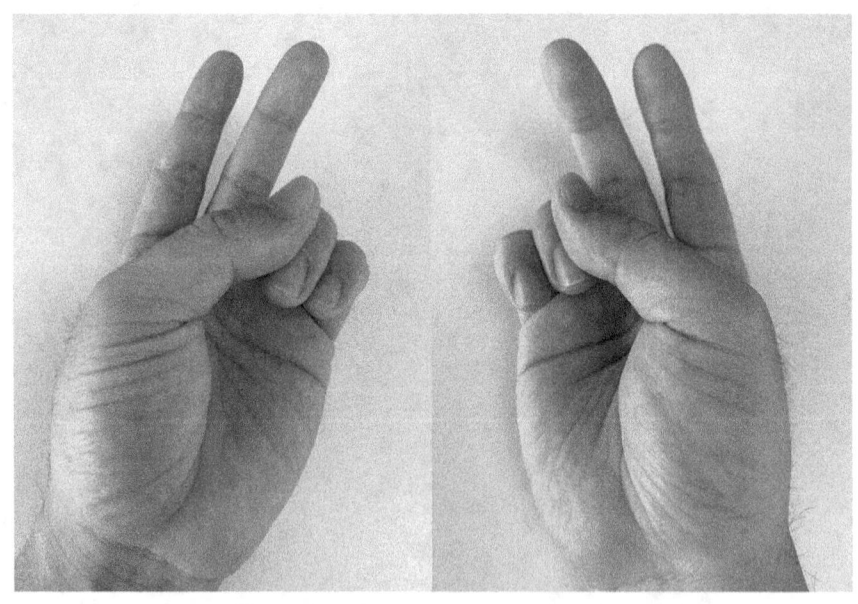

これ、スゴイって感動しています。
Ich bin so beeindruckt davon.

薬指の甲側（こうがわ）に親指の腹（はら）で触れると、全身の力が抜けていき、心まで安定していくような気がしました。副交感神経が優位の状態になっているのではないかと仮説を立てています。また、恐らくですが、薬指の手のひら側に親指の腹（はら）を置くと交感神経が優位の状態に働くのではないかと仮説を立てています。

Als ich mit der Daumenkuppe die Rückseite meines Ringfingers berührte, fühlte ich, wie sich mein ganzer Körper entspannte und sogar mein Geist stabil wurde. Ich gehe davon aus, dass das parasympathische Nervensystem in einem dominanten Zustand ist. Vielleicht stelle ich auch die Hypothese auf, dass die sympathischen Nerven in einem dominanten Zustand arbeiten, wenn die Daumenkuppe auf die Handfläche des Ringfingers gelegt wird.

結果がすぐに欲しい場合、この形が有効だと思います。
Wenn Sie sofortige Ergebnisse wünschen, denke ich, dass dieses Formular effektiv ist.

あと、もう一つ、ご紹介しておきます。
Eine Sache möchte ich noch einführen.

それは、薬指だけ、ほんの少し曲げる方法です。これだけです。これだけですが、意外に効果がある。効果覿面(こうかてきめん)とまではいかなくとも、ゆる〜く結果が出るタイプです。普段の何気無い仕草の中に取り入れるといいんだろうな。と思っています。

Es ist nur eine Möglichkeit, Ihren Ringfinger ein wenig zu beugen. Nur das. Dies allein ist überraschend effektiv. Es ist ein Typ, der langsam Ergebnisse produziert, auch wenn er nicht effektiv ist. Ich denke, es wäre schön, es in die üblichen beiläufigen Gesten einzubauen.

ナチュラルにリラックスします。
natürliche Entspannung.

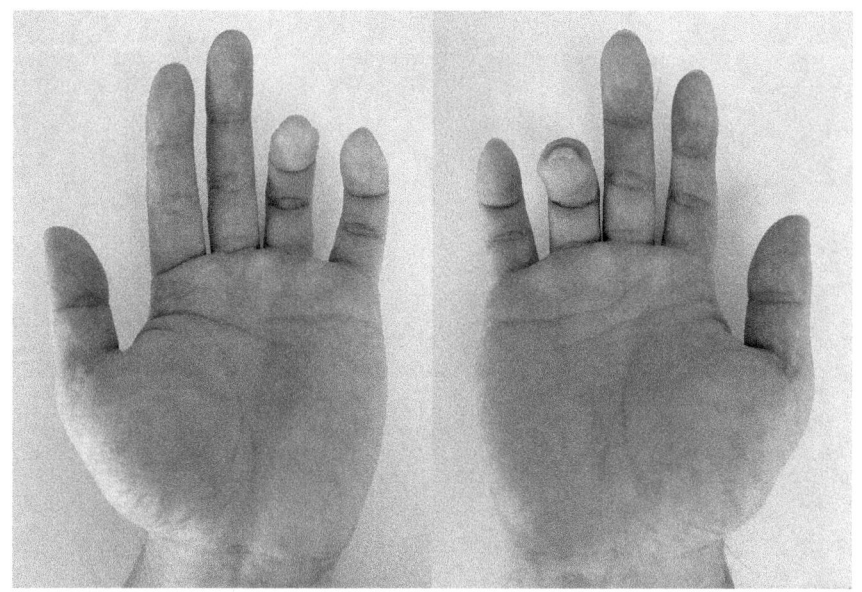

これが、薬指の秘密。リラックス法。体を脱力させる方法です。本当に困った時に思い出してみてください。

　Das ist das Geheimnis des Ringfingers. Entspannungsmethode. Es ist eine Möglichkeit, Ihren Körper zu entspannen. Bitte versuchen Sie sich daran zu erinnern, wann Sie wirklich in Schwierigkeiten sind.

そんな中でも、教えの享受（きょうじゅ）は行われていきました。籠目（かごめ）の話や、閻魔（えんま）の話、膨大な情報量の啓示（けいじ）を受け、あまりの恐怖にメモを読む気さえ起こらない苦しみ、不安、恐怖を体験して、今でもそのメモを読もうとは思えません。

Trotzdem hielt die Freude an den Lehren an. Die Geschichte von Kagome, die Geschichte von Enma und die Enthüllung einer riesigen Menge an Informationen, ich hatte solche Angst, dass ich nicht einmal Lust hatte, das Memo zu lesen.

閻魔（えんま）の意味
Bedeutung von Enma

見目麗（みめうるわ）しい、王冠（おうかん）、王妃（おうひ）、生命の実を授けられた者がたどる軌跡（きせき）。えんま、漢字にすると妙（みょう）に恐ろしくなりますが、本当の意味は、閻魔（みめうるわしい、度を越して一つのことに熱心な人）と言う意味となります。

Eine Flugbahn, gefolgt von einer wunderschön aussehenden Krone, einer Königin und denen, denen die Frucht des Lebens verliehen wurde. Enma. Es wird seltsam beängstigend, wenn es in Kanji umgewandelt wird. Die wahre Bedeutung des Namens ist jedoch Enma (eine Person, die schön aussieht und sich für eine Sache extrem begeistert).

そう言った意味も加味してお読み頂ければ幸いです。

Ich würde es begrüßen, wenn Sie es mit der Bedeutung dessen lesen könnten, was ich gesagt habe.

籠目（かごめ）の意味
Bedeutung Kagome

籠目（かごめ）、文字にすると籠（かご）の目となります、平たく言うと六芒星（ろくぼうせい）です。三角形と逆三角形が交差した絵図柄（えずがら）を意味します。簡略的に伝えると光の図です。

Kagome, wenn du es schreibst, werden es die Augen des Korbs sein, und wenn du es rundheraus sagst, wird es ein Hexagramm sein. Es bedeutet ein Bildmuster, in dem sich ein Dreieck und ein umgekehrtes Dreieck schneiden. Einfach ausgedrückt ist es ein Diagramm des Lichts.

籠目（かごめ）と呼ばれる六芒星をクローズアップ。
Eine Nahaufnahme eines sechszackigen Sterns namens Kagome.

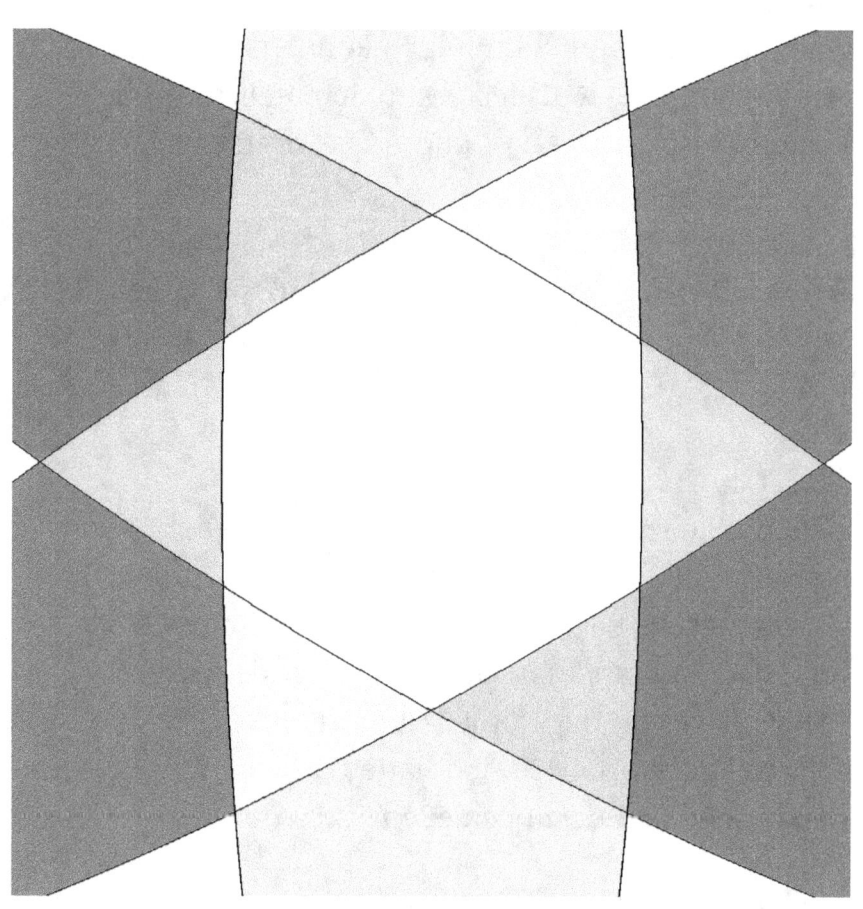

しかし、希望もあって、そんな酷（こく）な中でも、目には見えない感覚で感じる、世界も実在していて、やり方を間違えると、寒気や悪寒、さらには恐怖や不安を覚えるような苦しみを味わいます。

Aber es gibt auch Hoffnung. Selbst in einer so grausamen Welt gibt es eine reale Welt, die Sie mit einem unsichtbaren Sinn fühlen können. Eine falsche Handhabung des Aufstiegs kann Schüttelfrost und Schüttelfrost sowie Angst und Angst verursachen.

しかし、やり方さえ間違わなければ至福（しふく）と言いますか、極楽と言いますか、頭と心が共存する感覚とでも言いましょうか、心（ハート）と頭（マァーラ）が共存している感覚、体は脱力していて尚且（なおか）つ幸福感、至福感を味わい。天上の喜びを味わっているような様（さま）となりました。

Wenn Sie jedoch keinen Fehler in Bezug auf aufsteigende Luftströme (Aufstieg) machen, sollte ich Glückseligkeit, Paradies, ein Gefühl der Koexistenz von Kopf und Verstand, ein Gefühl der Koexistenz von Herz und Kopf sagen, der Körper ist entspannt, Glück und Glückseligkeit erfahren. Ich hatte das Gefühl, himmlische Freude zu genießen.

その感覚を味わった時、これだ、これだ、これを味わっていたんだ。これを味わうためにアセンションを日々続けて来てたんだ。と弱気になっていた精神状態から回復して行く様（さま）を体感しています。

Als ich dieses Gefühl verspürte, genoss ich dies, dies, dies. Um dies zu schmecken, habe ich jeden Tag den aufsteigenden Luftstrom (Aufstieg) fortgesetzt. Ich habe das Gefühl, dass ich mich von dem bärischen mentalen Zustand erhole.

しかし、ここで、重要になってくることがあります。理由はとかくわかりませんが、上昇気流（アセンション）を続けて行った結果、上昇気流（アセンション）依存症とも言えそうな状態へと移行していきます。

Aber hier werden die Dinge wichtig. Ich kenne den Grund nicht, aber als Folge der Fortsetzung des aufsteigenden Stroms werde ich mich in einen Zustand begeben, der als Sucht nach dem aufsteigenden Strom (Aufstieg) bezeichnet werden kann.

そうなってくると、自分の意思とは関係なく、上昇気流（アセンション）が立て続けに起こっていき、昼夜を問わず起こり狂うようになっていきます。こうなってくると、自分では手に負えないと判断してしまい病院を頼るようになっていきました。

Wenn dies geschieht, wird der aufsteigende Strom (Aufstieg) ungeachtet Ihres Willens in schneller Folge auftreten, und es wird unabhängig von Tag und Nacht verrückt sein. Als dies geschah, entschied ich, dass ich es nicht alleine bewältigen konnte und fing an, mich auf das Krankenhaus zu verlassen.

しかし、これには注意が必要です。お医者様は上昇気流（アセンション）体験をしたことない人達です。僕がいくら訴えても、頭のおかしいヤツにしか思いません。すぐに薬と療法に専念する話を持ちかけて来ます。僕は思いました。

Aber seien Sie vorsichtig damit. Die Ärzte sind Menschen, die noch nie eine Aufstiegserfahrung hatten. Egal wie viele Symptome ich beim Arzt klage, sie halten mich einfach für einen Verrückten. Der Arzt sagte mir sofort, ich solle mich auf die medikamentöse Therapie konzentrieren. Ich dachte darüber nach, was ich tun sollte.

自分に対して次のことを問いかけます。
Ich habe mich selbst gefragt:

あなたはアセンションを他人に理解出来るほどの説明力を持っていますか？僕の答えはNOでした。ですので、医者に頼っても答えは導き出されません。辛抱（しんぼう）強く自らの体と対話して対処法を構築して行くしか方法はございません。

Sind Sie beschreibend genug, um Ascension für andere verständlich zu machen? Meine Antwort war NEIN. Daher wird die Antwort auch dann nicht abgeleitet, wenn Sie sich auf den Arzt verlassen. Es gibt keinen anderen Weg, als geduldig mit dem eigenen Körper zu interagieren und eine Bewältigungsmethode aufzubauen.

しかし、現代であれば、その対処法は書物を通じて知り得ることができます。対策は可能ですし、少し良くなって、あの方法は正しいかどうかを検証していき、して良い方法と、してはならない方法の分別をつけて行くと、次第に答えが見えて来たりします。

In der heutigen Zeit kann man jedoch durch Bücher lernen, wie man damit umgeht. Gegenmaßnahmen sind möglich. Ich werde versuchen, was in dem Buch geschrieben steht, und überprüfen, ob diese Methode richtig ist. Wenn Sie unterscheiden, was Sie tun sollten und was Sie nicht tun sollten, werden Sie nach und nach die Antwort finden.

僕の場合、運良く本に恵まれ、運良く自分の生活パターン、思考パターン、行動パターンを検証することが出来ました。そういったことができるようになってくると、それまでの苦しみや寒気や悪寒や恐怖や不安などを少しづつ軽減できるようになり、冷静さを取り戻すに至（いた）りました。

In meinem Fall war ich glücklicherweise mit Büchern gesegnet, und glücklicherweise konnte ich meine Lebensmuster, Denkmuster und Verhaltensmuster überprüfen. Als mir das gelang, konnte ich die Schmerzen, Schüttelfrost, Angst und Angst, die ich bis dahin erlebt hatte, allmählich reduzieren und meine Gelassenheit wiedererlangen.

そして、わかってきたことがございます。どうやら、片方だけを上昇させると、閻魔［えんま］（王冠、豆）の判断によって、苦しみがもたらされ、寒気や悪寒、恐怖や不安が、表面化して苦しみを味わうようになっているようです。

Und ich habe etwas gelernt. Anscheinend wird, wenn nur eine Seite erhoben wird, Leiden durch das Urteil von Enma (Krone, Bohne) verursacht, und Schüttelfrost, Angst und Angst werden an die Oberfläche kommen und Leiden erfahren.

片方だけではなく、両方を上昇させれば、なぜだかわからないですが、極上の至福、極楽を味わえるようになっているようです。

Ich weiß nicht warum, aber wenn ich beide Seiten statt nur eine hebe, scheint es, dass ich die ultimative Glückseligkeit und das Paradies genießen kann.

が、しかし、これからも検証は必要だと自認しながら評価すると、極楽と地獄は表裏一体となっていて、その者の持つ思考パターン、行動パターン、生活パターンによって、どちらにも転び得るようになっていると言うことだけ見えてきました。

Ich werde es jedoch bewerten, während ich zugebe, dass eine Überprüfung noch erforderlich ist. Ich konnte nur sehen, dass Paradies und Hölle zwei Seiten derselben Medaille sind, und je nach Denkmuster, Verhaltensmuster und Lebensmuster der Person können sie in beide fallen.

僕が今、得ている、思考パターンを説明します。**目に見えないものを追いかけるようになったら、そのことにいち早く気づいて、目に見えるものを追いかける姿に戻ります。**と自らに宣言することです。

Ich werde das Gedankenmuster erklären, das ich gerade bekomme. Wenn du anfängst, etwas Unsichtbares zu jagen, solltest du es als Erster bemerken und zu dir selbst sagen: "Ich werde wieder der sichtbaren Welt nachjagen."

　これにより、過去の記憶に紐付（ひもづ）いた空想や妄想から脱却（だっきゃく）できます。また、反対のありもしない未来の空想や妄想からも脱却できます。

　Dies ermöglicht es Ihnen, den Fantasien und Wahnvorstellungen zu entkommen, die mit vergangenen Erinnerungen verbunden sind. Es ermöglicht Ihnen auch, sich von den Fantasien und Wahnvorstellungen der entgegengesetzten, nicht existierenden Zukunft zu lösen.

これは今は仮説ですが、いたずらに至福を望み、妙な空想や妄想をすることなく、ありのままの至福を味わい、腹八分目の極楽を享受できるようになるのではないかと考えているわけです。おそらく、その一線を越えると、苦しみや、寒気や悪寒、恐怖や不安を味わうようにできているのかもしれません。

　Dies ist nur eine Hypothese, aber ich glaube, dass wir in der Lage sein werden, die Glückseligkeit so zu genießen, wie sie ist, und das 100%ige Paradies zu genießen, ohne seltsame Fantasien oder Wahnvorstellungen über Glückseligkeit zu haben. Vielleicht sind wir dazu bestimmt, Leid, Schüttelfrost, Angst und Angst zu erfahren, wenn wir diese Grenze überschreiten.

とりあえず、そう言うことが、少しわかってきたので、ご報告と説明をさせていただきます。

Im Moment habe ich ein wenig Verständnis dafür, also werde ich berichten und erklären.

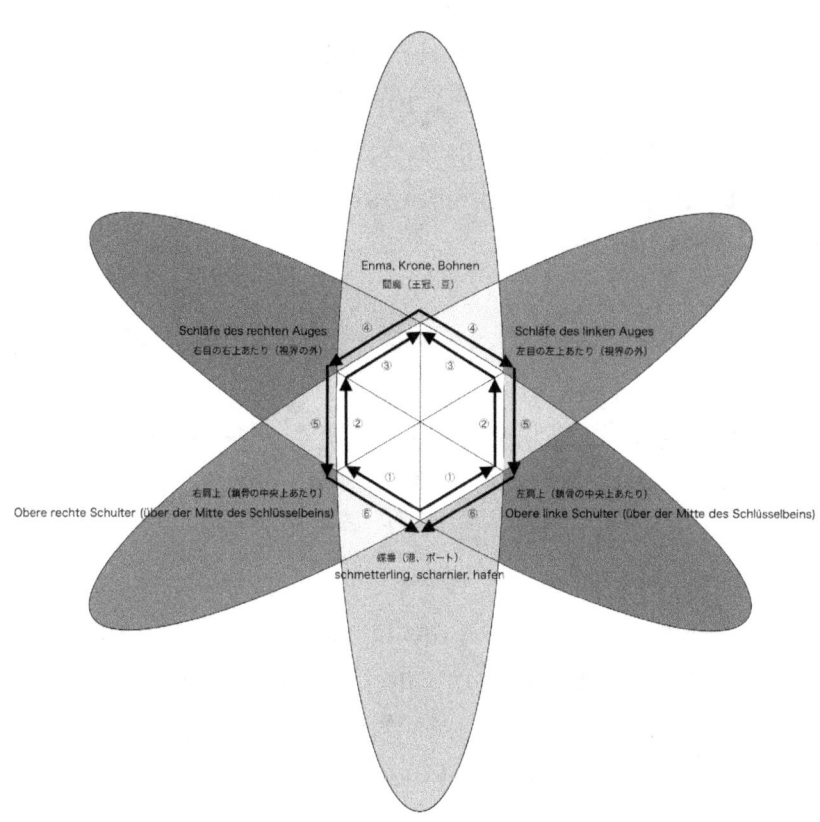

蝶番［ちょうつがい］部分（港やポートと書かれている部分）が出発点です。そして、左右の航路（こうろ）を同時にたどって行き、閻魔［えんま］部分（王冠、豆）と呼ばれる目的地に進んで行きます（数字表記で言う１、２、３を順に左右同時にたどっていきます）。

　Der Scharnierteil (der Teil, in dem der Port geschrieben ist) ist der Ausgangspunkt. Dann folgen sie gleichzeitig der linken und der rechten Route und gelangen zu dem Ziel, das Enma-Teil (Krone, Bohne) genannt wird. (Die Nummern 1, 2 und 3 werden der Reihe nach gleichzeitig links und rechts nachgezeichnet.)

　これにより、ハートのエネルギーが頭のエネルギーへと意図的に上昇して行きます。そして、てっぺんまで行くと閻魔の判断を待ちます。閻魔の判断が出たら、左右の航路を同時にたどっていき、蝶番部分（港、ポート）へと戻って行きます（数字表記で言う４、５、６を順に左右同時にたどっていきます）。

　Dies bewegt absichtlich die Herzenergie nach oben in die Kopfenergie. Und wenn Sie oben angekommen sind, warten Sie auf Enmas Urteil. Wenn Enmas Entscheidung getroffen ist, folgen Sie gleichzeitig der linken und rechten Route und kehren Sie zum Scharnierteil (Port) zurück (4, 5, 6 in numerischer Notation werden gleichzeitig links und rechts befolgt).

これにより、頭のエネルギーがハートのエネルギーへと意図的に下降して行きます。そして、極上の至福や極楽を味わうようになるのです。この方法を過（あやま）つと、苦しみ（寒気、悪寒、恐怖、不安）に変わるので注意が必要です。

　Dies bewirkt, dass die Energie des Kopfes absichtlich in die Energie des Herzens hinabsteigt. Und Sie werden höchste Glückseligkeit erfahren. Wenn Sie diese Methode nicht befolgen, wird es zu Leiden (Schüttelfrost, Schüttelfrost, Angst, Angst), seien Sie also vorsichtig.

　あっ、そうそう、蝶番（ちょうつがい）の部分（港、ポート）。その位置がどこにあるのか、これは、私の主観でお話をします。このままの書き方ではハートの中心のように取られてしまいかねません。心房（しんぼう）や心臓（しんぞう）と、とらえられがちかと思います。

　Ah, das ist richtig, das Scharnierteil (Port). Ich werde darüber sprechen, wo diese Position auf meiner Subjektivität basiert. Wenn Sie es so schreiben, wie es ist, wird es die Mitte der Brust sein. Es kann wie das Zentrum deines Herzens genommen werden. Es scheint, dass die Leute dazu neigen, es als das Herz zu betrachten.

　が、しかし、私の感覚では、ちょっと上の方なんですね。
　Allerdings liegt er in meinem Sinne etwas oberhalb der Position des Herzens.

感覚で感じる感覚が蝶（ちょう）みたいな感覚があるため蝶番（ちょうつがい）と表現して進めさせていただいています。

Da das Gefühl, das ich mit meinen Sinnen fühle, wie ein Schmetterling ist, drücke ich es als Scharnier aus.

医学的な臓器（ぞうき）で説明すると、心臓の上あたりにある胸腺（きょうせん）なのではないかと私はとらえています。

In Bezug auf die medizinischen Organe glaube ich, dass es die Thymusdrüse ist, die sich über dem Herzen befindet.

実際、目では確認できないところに、おもしろみがあります。

Es ist etwas Interessantes daran, das Sie mit Ihren Augen nicht sehen können.

また、閻魔［えんま］（王冠、豆）の部分。その位置がどこにあるのか、これも、私の主観でお話をします。王冠って表現すると、頭蓋骨（ずがいこつ）の頭頂骨（とうちょうこつ）と頭頂骨をつなぐ矢状縫合（しじょうほうごう）された広範囲な部分を連想されるかもしれないと思ったため、豆とも表現しています。

Auch der Teil von "Enma" (Krone, Bohne). Ich werde auch darüber sprechen, wo diese Position aus meiner subjektiven Sicht ist. Ich dachte, dass die Krone Bilder des breiten Bereichs des Schädels heraufbeschwören könnte, der sagittal zwischen den Scheitelknochen des

Schädels vernäht wird, also verwendete ich auch das Wort „Bohne".

　豆は、上昇気流（アセンション）を続けていって、苦しみ抜いた先に現れ出でます。言葉では、まったく説明がつかないため、医学的な表現で説明すると、頭蓋骨（ずがいこつ）にある前頭骨（ぜんとうこつ）と左右の頭頂骨（とうちょうこつ）との間にある縫合（ほうごう）を冠状縫合（かんじょうほうごう）と呼びます。

Die „Bohne" setzt den Aufwärtsstrom (Aufstieg) fort und erscheint am Ende des Leidens. Worte können es überhaupt nicht erklären, daher wird die Naht zwischen dem Stirnbein und dem linken und rechten Scheitelbein im Schädel medizinisch als Koronalnaht bezeichnet.

　その冠状縫合（かんじょうほうごう）と矢状縫合（しじょうほうごう）が交わるポイントを豆の位置、閻魔［えんま］（王冠、豆）の位置と表現させて進めさせていただきます。

Der Punkt, an dem sich die koronale Naht und die sagittale Naht schneiden, wird als die Position der "Bohne" oder die Position von Enma (Krone, Bohne) bezeichnet.

　これも胸腺（きょうせん）と同様で、実際、目では確認できないところに、おもしろみがあります。

Diese ähnelt auch der Thymusdrüse, und das Interessante daran ist, dass sie mit bloßem Auge nicht zu sehen ist.

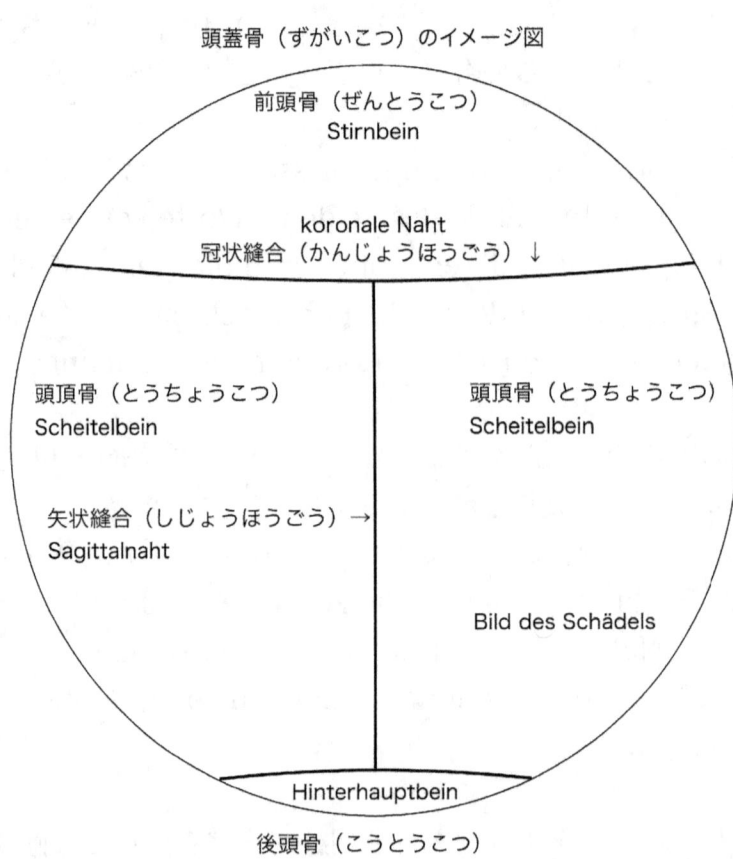

また、閻魔（えんま）と呼ぶ理由は、その王冠、豆の存在の判断を待（ま）つ行為（こうい）が、その昔読んだ西遊記やドラゴンボールなどに出てくる閻魔の絵図柄（えずがら）に酷似（こくじ）していたため、そう呼ばせていただいています。

Der Grund, warum es Enma genannt wird, liegt auch darin, dass das Warten auf das Urteil über die Existenz der Krone und der Bohnen dem Bild von Enma sehr ähnlich ist, das in Journey to the West und Dragon Ball erscheint, das ich im gesehen habe Vergangenheit.

　蝶番［ちょうつがい］（胸腺（きょうせん））から順をなして生命エネルギーが列を成して並んで昇（のぼ）っていく姿に、その物語たちが連想されて、よく似ていると思いました。

An diese Geschichten erinnerte mich die Art und Weise, wie die Lebensenergie der Reihe nach aus dem Scharnier (Thymus) in einer Reihe aufsteigt, und ich dachte, es sei sehr ähnlich.

　また、この呼び名は個人的主観であって、別の呼び名であってもいいと思っています。頭のてっぺんのことを最後の審判と呼ぼうが、胸の中心のことを港から出る箱舟と呼ぼうが、呼び名は、なんでもいいと思います。

Außerdem ist dieser Name eine persönliche Subjektivität, und ich denke, es kann ein anderer Name sein. Nennen Sie die Spitze Ihres Kopfes das Jüngste Gericht oder die Mitte Ihrer Brust die Arche aus dem Hafen, ich denke, Sie können es alles nennen.

重要なのは、胸腺（蝶番、港、ポート）のエネルギーを左右両方から昇らせて、頭のてっぺん（閻魔、王冠、豆）の判断を待ち、判断が出てから、そのエネルギーを左右両方へと降ろしていき、故郷（ふるさと）でもある胸腺（蝶番、港、ポート）へとエネルギーを戻します。

Wichtig ist, die Energie der Thymusdrüse (Scharnier, Port) von beiden Seiten aufsteigen zu lassen und auf das Urteil des Scheitels (Enma, Krone, Bohne) zu warten. Sobald das Urteil gefallen ist, lassen Sie die Energie sowohl nach links als auch nach rechts sinken, um auf den Weg zurückzukehren, von dem Sie gekommen sind. Geben Sie Energie an die Thymusdrüse (Scharnier, Port) zurück, die auch das Zuhause ist.

　このことをポートランドやユートピアと呼んでも差し支（つか）えはないと自負（じふ）しております。また、呼び名について決め込まない方が後の人の世に栄光を与えるのではないかと考えています。

Ich denke, es ist sicher, dies Portland oder Utopia zu nennen. Außerdem denke ich, dass es besser ist, den Namen nicht mit einem festen Namen auszudrücken, es ist besser, den Namen zu verbergen, es wird der zukünftigen Welt Ruhm verleihen.

　こんなことを考えてるから、**目に見えないものを追い求めている姿となり、そのことに気が付いたならば、今こそ目に見えるものを追いかける姿に戻ります。**と、この文章を執筆しながら、宣言させていただきます。

Weil ich darüber nachdenke, jage ich etwas Unsichtbares. Wenn Sie das bemerken, ist es jetzt an der Zeit, sich wieder dem zu widmen, was Sie sehen können. Während ich diesen Artikel schreibe, werde ich eine Erklärung abgeben.

このやり方であれば今のところ、問題なく極上の至福と言いますか、極楽を味わえています。とりあえず、安心している様子です。

Wenn Sie es so machen, können Sie bisher problemlos feinste Glückseligkeit und Paradies genießen. Im Moment fühle ich mich sicher.

この記事を公開に踏み切った理由は、クリスタルヒーリングなどの上昇気流（アセンション）を助長させるヒーリングを学んで日々実践している人で、尚且（なおか）つ、上昇気流（アセンション）を体験していて、上昇気流（アセンション）依存症的な状況に苦悩している方がいたら、その方の解決策や救済策の一つとなれば、僕みたいに苦しまなくて済むのではないかと考えて公開に踏み切りました。

Warum ich diesen Artikel veröffentlicht habe. Eine Person, die Heilung gelernt und praktiziert hat, wie etwa Kristallheilung, die den Aufstieg täglich fördert, den Aufstieg erfahren hat und unter einer vom Aufstieg abhängigen Situation leidet. Ich dachte, wenn dieser Artikel eine der Lösungen und Heilmittel für diese Menschen sein könnte, müssten sie nicht so leiden wie ich, also beschloss ich, ihn zu veröffentlichen.

また、上昇気流（アセンション）と表現せずに、ヨーガの世界ではクンダリーニの上昇と呼ばれていたりもします。ですから、クンダリーニ症候群などでお困りの方の解決策や、救済策となれれば本望です。

　Anstatt es als aufsteigende Strömung auszudrücken, wird es in der Welt des Yoga manchmal als der Aufstieg der Kundalini bezeichnet. Daher hoffe ich aufrichtig, dass es eine Lösung oder ein Heilmittel für diejenigen sein kann, die Probleme mit dem Kundalini-Syndrom haben.

また、これを機に上昇気流（アセンション）に興味が湧（わ）かれた方がいらっしゃいましたら、まず一つ、忠告（ちゅうこく）をさせていただきます。通常、上昇気流（アセンション）を説明されている方は快楽が得られるんだと、主張して勧誘（かんゆう）をしています。または、至福を味わってみないかと誘（さそ）いがかかるかもしれません。

Auch wenn Sie sich bei dieser Gelegenheit für den Aufwind (Aufstieg) interessieren, lassen Sie mich Ihnen einen Rat geben. Diejenigen, die den aufsteigenden Luftstrom (Aufstieg) erklären, werben mit der Behauptung, dass Vergnügen erfüllt wird. Oder Sie werden eingeladen, Glückseligkeit zu erfahren.

　が、しかし、注意が必要です。その快楽と引き換えに極上の地獄も用意されています。生死を彷徨（さまよ）う絵図らもようともなりかねないため、正直、上昇気流（アセンション）させる方法を気安く人におすすめする気はございません。

Aber sei vorsichtig. Als Gegenleistung für dieses Vergnügen wird auch die feinste Hölle vorbereitet. Um ehrlich zu sein, fühle ich mich nicht wohl dabei, Menschen die Methode des Aufstiegs zu empfehlen, weil sie ein Bild von Leben und Tod sein kann.

　経験上、おすすめする気にもなれません。
Aufgrund meiner Erfahrung würde ich es nicht empfehlen.

ですから、上昇気流（アセンション）を助長するような、作法を行っていった先には、寒気や悪寒や恐怖感や不安感などを味わってしまい生死を賭（か）けた展望へと誘（いざな）われてしまいます。その地獄を味わってでも極上の至福を味わってみたいと思われる方であれば良いのですが、そうでないのであれば、絶対に手を出さない方が得策です。

Wenn Sie also eine Technik praktizieren, die den Aufstieg fördert, werden Sie Schüttelfrost, Angst und Unruhe erleben und zu einer Aussicht auf Leben und Tod eingeladen werden. Selbst wenn Sie die Hölle erleben, ist es in Ordnung, wenn Sie die ultimative Glückseligkeit erleben möchten, aber wenn Sie die Hölle nicht erleben möchten, ist es besser, sie überhaupt nicht zu berühren.

　ここは念をおして言っておきます。
Das ist mein Rat.

また、それでも上昇気流（アセンション）体験をしてみたい方がいらっしゃいましたら、地獄を味わう覚悟と、一切の責任はお客様自身にあることをここに明記して進ませていただきます。

Wenn Sie dennoch den Aufwind (Aufstieg) erleben wollen, werden wir hier klar sagen, dass Sie bereit sind, die Hölle zu erleben, und dass alle Verantwortung bei Ihnen liegt.

　また、その後に起こるお客様の身体への保証は一切致しません。お客様の自己判断で自己責任でお進みくだされればと思います。

Ich werde dem Körper des Kunden keine Garantien in Bezug auf die Phänomene geben, die danach auftreten können. Wir bitten Sie, nach eigenem Ermessen und auf eigene Gefahr vorzugehen.

　上昇気流（アセンション）させる方法を今回ご紹介しますが、私 Mr. Takashi 2baki は、ご紹介する作法によって生まれる、ありとあらゆる現象に対しての一切の責任を負いません。予めご了承ください。お客様の自己責任でお願いします。

Ich, Herr Takashi 2baki, übernehme keine Verantwortung für alle Phänomene, die durch die von mir vorgestellten Methoden verursacht werden. Bitte beachten Sie. Bitte tun Sie dies auf eigene Gefahr.

　このことを同意頂けた方のみ、先へお進みください。
　Bitte fahren Sie nur fort, wenn Sie zugestimmt haben.

まえがき VORWORT

※注意事項：上昇気流（アセンション）が頭蓋（ずがい）の中まで起こるようになって来ますと、精神的に朦朧（もうろう）とした状態となります。起きてるのか眠ってるのか、よく判（わか）らない状態となり、瞑想（めいそう）しなくても瞑想している様な状態を体験します。

*Achtung: Wenn der aufsteigende Luftstrom (Aufstieg) das Innere des Schädels erreicht, kommt es zu einem mentalen Ohnmachtszustand. Du wirst nicht wissen, ob du wach bist oder schläfst, und du wirst einen Meditationszustand erfahren, selbst wenn du nicht meditierst.

また、上昇気流（アセンション）のやり方を間違えてしまっている場合や、やってはいけない作法をしている状態（思考パターン、行動パターン、生活パターンなど）の場合や、特に初めての体験の場合は、寒気や悪寒や恐怖感や不安感を自ら作り出しやすい状態となっていきます。

Wenn Sie einen Fehler beim Aufstieg gemacht haben (Aufstieg), oder wenn Sie etwas tun, was nicht getan werden sollte (Denkmuster, Handlungsmuster, Lebensmuster usw.). Gerade bei der ersten Erfahrung wird es leicht sein, Schüttelfrost, Angst und Unruhe selbst zu erzeugen.

多感で敏感（びんかん）で些細（ささい）なことにでも反応してしまう体の状態となり、心も体もバランスを崩（くず）しやすい状態になっていく可能性がございます。この状態になりますと特に注意が必要です。

Es ist möglich, dass Ihr Körper empfindlich und sensibel wird, selbst auf triviale Dinge reagiert, und dass Ihr Geist und Ihr Körper leicht aus dem Gleichgewicht geraten. In dieser Situation ist besondere Vorsicht geboten.

本編
HAUPTGESCHICHTE

　これより、上昇気流（アセンション）をスムーズに進めるためのヒーリングの仕方をご紹介します。焦（あせ）らずにゆっくりと進めて行くことを推奨（すいしょう）しております。実際に、お客様が閻魔（えんま）の話にたどり着くまでには幾多（いくた）の年月がかかることになります。僕の話をするとヒーリングを始めて、ちょうど２年と１０ヶ月かかっております。ですので、３年はかかると思っていただいて結構です。

　Von hier aus werden wir vorstellen, wie man heilt, um den aufsteigenden Luftstrom (Aufstieg) reibungslos voranzutreiben. Wir empfehlen Ihnen, langsam und ohne Eile vorzugehen. Tatsächlich wird es viele Jahre dauern, bis die Kunden die Geschichte von Enma erreichen. Wenn ich mein Beispiel nehme, ist es genau 2 Jahre und 10 Monate her, seit ich mit der Heilung begonnen habe. Daher ist es in Ordnung zu glauben, dass es drei Jahre dauern wird.

　また、最初の上昇気流（アセンション）が起こるようになるまでにも、幾月（いくつき）か時間がかかります。

　Es wird auch mehrere Monate dauern, bis die ersten Aufwinde (Aufstieg) auftreten.

僕の場合で、3ヶ月から半年かかっております。ですので、気長に続けて行かれることをおすすめします。

In meinem Beispiel dauerte es drei bis sechs Monate. Daher empfehle ich Ihnen, weiterzumachen.

また、この時に必要となる力（ちから）が三つほどございます。それは、見えたり聞こえたり感じたりする感覚を抗（あらが）わずに進んで体験していく想像力と。今、この体に何が起きているのかを注意して感じ取り観察して見ていく観察力と。継続（けいぞく）してヒーリングを続けていける並々ならぬ熱意とも呼ばれる熱中力です。この三つがあれば、きっと、たどり着けることでしょう。

Außerdem gibt es drei Kräfte, die zu diesem Zeitpunkt benötigt werden.
・Imagination, um die Empfindungen des Sehens, Hörens und Fühlens ohne Widerstand zu erleben.
・Die Fähigkeit zu beobachten und zu beobachten, was in diesem Körper passiert.
・Es ist ein Enthusiasmus, der als außergewöhnlicher Enthusiasmus bezeichnet werden kann, der die Heilung fortsetzen kann.
Wenn Sie diese drei haben, können Sie den Aufwind (Aufstieg) erreichen.

上昇気流（アセンション）が起こるようになってからは、その現象に、ときめくことになると思います。すっごく初々（ういうい）しく楽しい時期に入って行きますので、いっぱい楽しんであげてください。

Nachdem die aufsteigenden Luftströmungen (Aufstieg) einsetzen, denke ich, dass Sie von diesem Phänomen begeistert sein werden. Es wird eine wirklich frische und unterhaltsame Zeit, also genießt sie bitte in vollen Zügen.

それでは、基本となるヒーリングを伝授します。
Lassen Sie mich Ihnen nun die Grundlagen des Heilens beibringen.

今回は特別に私が伝授を受けたそのままの原文でご紹介、差し上げます。
Dieses Mal werde ich Ihnen den Originaltext vorstellen und geben, den ich die Anweisung erhalten habe.

クリスタルヒーリング
KRISTALLHEILUNG

クリスタルヒーリングの伝承者はこう語られました。
Ein Befürworter der Kristallheilung sagte:

あなたの惹（ひ）かれるクリスタル（石）を選んで下さい。そして深い呼吸をして、目を閉じて、その石を私のハートに持っていきます。あなたのハートに両手であてがって下さい。
Bitte wählen Sie den Kristall (Stein) aus, zu dem Sie sich hingezogen fühlen. Dann atme ich tief ein, schließe die Augen und bringe den Stein an mein Herz. Legen Sie beide Hände auf Ihr Herz.

息を吸うときには、石の存在に、どうぞお越（こ）し下さい。と言ってハートに歓迎（かんげい）する気持ちで迎（むか）え入れます。息を吐くときには私がこの石の存在の方に、抱（いだ）く愛と友情を、どうぞ、お受け取り下さい。と言って与えます。

Begrüßen Sie beim Einatmen die steinerne Präsenz in Ihrem Herzen, indem Sie sagen: „Komm herein." Beim Ausatmen gebe ich diesem Stein die Liebe und Freundschaft, die ich habe, und sage: "Bitte nimm ihn."

そして、数回呼吸をするごとに、今の気持ちの交流をやります。何度も繰り返すうちにエネルギーが循環しているというのがだんだん感じてきますので、それまで、呼吸をして、気持ちを伝えていきます。

Führen Sie dann nach jeweils wenigen Atemzügen den Gefühlsaustausch durch, den Sie gerade durchgeführt haben. Wenn Sie es immer wieder wiederholen, werden Sie allmählich spüren, dass die Energie zirkuliert, also atmen Sie bis dahin und geben Sie Ihre Gefühle weiter.

で、その石の存在の方を歓迎（かんげい）するのと同じくらい重要で、石に対して、愛の気持ちと、感謝の気持ちを捧（ささ）げるというのは、とても重要なことです。

Daher ist es genauso wichtig, die Existenz des Steins willkommen zu heißen, und es ist sehr wichtig, dem Stein das Gefühl der Liebe und Dankbarkeit entgegenzubringen.

なぜ、重要かと言いますと、この愛と感謝の気持ちというのは、それによって石が滋養（じよう）を受けるのですね。栄養を受け取ります。愛と感謝の気持ちというのは、地球に対しても大変良いメリットを与えます。栄養を与えることになるのです。

Der Grund, warum es wichtig ist, ist, dass dieses Gefühl der Liebe und Dankbarkeit den Stein nährt. Nährstoffe erhalten. Gefühle der Liebe und Dankbarkeit sind auch sehr wohltuend für den Planeten. Es wird Ihnen Nährstoffe geben.

その気持ちを持って交流していくと、だんだん、そのエネルギーが大きくなっていきます。そうすると、向こうからもフィードバックして、その都度（つど）に加算されて、その都度（つど）に大きくなっていきます。

Wenn Sie mit diesem Gefühl interagieren, wird die Energie allmählich zunehmen. Dann kommt jedes Mal Feedback von der anderen Seite hinzu, und es wird jedes Mal größer.

そして、サーキュレーションして大きくなってくると、渦巻状（うずまきじょう）に大きくなってきて、アセンションするためのパターンの一つが出来上がります。まもなく、この石の存在の方と共に瞑想（めいそう）します。そして、その存在と出会って感じていただくというのをやります。

Und während es zirkuliert und wächst, wächst es wie ein Strudel und erschafft eines der Muster für den Aufstieg. Bald wirst du mit diesem Steinwesen meditieren. Und ich werde es tun, um dieser Existenz zu begegnen und sie zu fühlen.

そして、先程のように呼吸しながら、気持ちを伝えて、その都度（つど）エネルギーを受け取り、与えて、それをハートでやっているうちに、だんだん、石の存在がハートの中にきて、ハートの中でイメージを見せてくれることがありますので、それを体験してみて下さい。

Dann, während du wie zuvor atmest, drücke deine Gefühle aus, empfange und gib jedes Mal Energie und tue es mit deinem Herzen, nach und nach wird die Existenz des Steins in dein Herz kommen, und in dein Herz. Es gibt Zeiten, in denen ich es dir zeigen kann ein "Bild" an, also erlebe es bitte.

で、その石の存在のイメージがハートの中で見えてきたら、質問をします。「あなたの本質、性質はどういうものですか？そして、私はあなたと一緒にどういうことを共に生み出していくことが出来ますか？」

Wenn Sie dann das Bild der Existenz des Steins in Ihrem Herzen sehen, stellen Sie eine Frage. "Was ist deine Natur und was kann ich mit dir gemeinsam erschaffen?"

で、その時の石の存在からの返答というのは、何かを見せてくれるかもしれません。何かを見せられるかもしれません。本人の姿という形でイメージを送ってくるかもしれません。あるいわ、お願いします。と言ったら、だんだん、こう景色が変わってジャーニーの旅路に、いろんなところに連れていってくれるかもしれません。

Die Antwort auf die damalige Existenz des Steins kann uns also etwas zeigen. Das Vorhandensein des Steins kann etwas verraten. Ein Steinwesen kann Ihnen Visionen in Form dessen senden, was dieses Wesen ist. Mit anderen Worten, wenn Sie „Bitte, bitte" sagen, wird sich die Landschaft allmählich ändern, und Sie können auf Ihrer Reise zu verschiedenen Orten gebracht werden.

そして、イメージ、もしくは、ヒーリング、感覚でこんな感じってのが来た時というのは、自分でこさえないで、だんだん大きくなるように、もっと見せてください。という感じで、委（ゆだ）ねて、大きく強くさせていってください。そして、起きたことはメモにとると良いでしょう。

Und wenn Sie ein Bild oder eine Heilung oder ein Gefühl wie dieses haben, lassen Sie es bitte größer und stärker werden, mit dem Gefühl, mehr sehen zu wollen. Und es ist eine gute Idee aufzuschreiben, was passiert ist.

　それでは、目を閉じて、用意をします。そして、呼吸に集中、石をハートのあたりに置いて下さい。ハーっと息を吐きワークを開始して下さい。
　Schließen Sie jetzt die Augen und machen Sie sich bereit. Konzentrieren Sie sich dann auf Ihren Atem und legen Sie den Stein um Ihr Herz. Atmen Sie tief ein und beginnen Sie mit der Arbeit.

　瞑想（めいそう）を終わらせる時は、石の存在達に感謝を伝えましょう。感謝が終わったら、ゆっくりと整えてこちらにお戻り下さい。
　Wenn Sie Ihre Meditation beenden, danken Sie den Steinwesen. Wenn Sie fertig sind, sich bei Ihnen zu bedanken, bereiten Sie sich bitte langsam vor und kehren Sie hierher zurück.

　終わったら、忘れないうちにメモをとると良いでしょう。私の本はこのメモから作られています。
　Wenn Sie fertig sind, ist es eine gute Idee, sich Notizen zu machen, bevor Sie es vergessen. Mein Buch ist aus dieser Notiz entstanden.

今の体験によってハートに良い感覚が来た方はいらっしゃいますか？

　Gibt es jemanden, der von dieser Erfahrung ein gutes Gefühl im Herzen hatte?

　このハートの中で感じている、良い感覚は、深い自己、ディープセルフが動き出している、その感覚なんです。

　Das gute Gefühl, das du in diesem Herzen spürst, ist das Gefühl, dass dein tiefes Selbst in Bewegung ist.

そして、特に重要となるのが、次のヒーリングです。
Und die nächste Heilung ist besonders wichtig.

深い自己、ディープセルフと出会うというプロセスを行っていただきます。
Sie werden den Prozess der Begegnung mit Ihrem tiefen Selbst durchlaufen.

深い自己（ディープセルフ）との出会い方
WIE DU DEINEM TIEFEN SELBST BEGEGNEN KANNST

クリスタルヒーリングの伝承者はこう語られました。
Ein Befürworter der Kristallheilung sagte:

ハートの中に洞穴（ほらあな）が口を開けているイメージを見てください。洞穴の口から下に下降していくようになります。どんどん下に降りて行って底辺のところまで降りて行ってください。

Mitte der Brust. Sehen Sie das Bild der Höhle, die sich ins Herz öffnet. Es wird von der Mündung der Höhle absteigen. Gehen Sie weiter nach unten und nach unten, bis Sie den Boden erreichen.

そして、底辺までたどり着いたら、周りを見渡してください。わずかな光がそこにあります。じーっと見ていると扉が見えてきます。扉を見ているとあなたの名前が書いてあります。その扉が見つかったらノックしてください。扉を開いて中に入ります。

Und wenn Sie unten angekommen sind, schauen Sie sich um. Ein bisschen Licht ist da. Wenn Sie genau hinschauen, können Sie die Tür sehen. Ihr Name steht an der Tür. Klopfe an die Tür, wenn du sie findest. Öffne die Tür und gehe hinein.

そこに誰かが立っています。あなたの内側の深い自己。この存在と出会いましたら、あなたの愛と友情を提供して差し上げてください。そして、あなたのハートの底辺にある扉を開けてくれてありがとうと伝えてください。

da steht jemand Es ist dein tiefes inneres Selbst. Bieten Sie Ihre Liebe und Freundschaft an, wenn Sie diesem Wesen begegnen. Und sagen Sie Danke, dass Sie die Tür im Grunde Ihres Herzens geöffnet haben.

そして、その方に質問をします。私に何をお伝えしたいですか？そして、そのことに関して、私には、何ができますか？と聞いてください。

Und Fragen stellen. Was willst du mir sagen Und was kann ich dagegen tun? Höre auf dein tiefes Selbst.

その後に何が起ころうと、抗（あらが）うことなく委（ゆだ）ねて起こるがままにしてください。

Was auch immer danach passiert, lass es ohne Widerstand geschehen.

そして、あなたは来た道をたどって、ハートのところまで戻っていき、休憩をしてください。

Dann gehst du den Weg zurück, den du gekommen bist. Mitte der Brust. Ich gehe zurück zu meinem Herzen. Und machen Sie eine Pause.

それでは、石をハートのところまで持ってきてクリスタルヒーリングをする準備をしてください。あなたはハートから洞穴（ほらあな）、下向きな洞穴を下がってあなたのハートの奥底にいる深い自己、ディープセルフと出会います。
　Bringen Sie jetzt den Stein zu Ihrem Herzen und machen Sie sich bereit für die Kristallheilung. Du gehst vom Herzen hinab in die Höhle, die abwärts gerichtete Höhle, um das tiefe Selbst tief in deinem Herzen zu treffen.

　それでは、クリスタルヒーリングを開始してください。
　Lassen Sie nun die Kristallheilung beginnen.

　終わりましたら、整えてからこちらへお戻りください。
　Wenn Sie fertig sind, bereinigen Sie Ihren Geist und kommen Sie hierher zurück.

　洞穴から降りて行って深い自己、ディープセルフと出会えましたか？これこそ私が出来うる中で最も重要なヒーリングだと思います。このことをすることによって、深い自己、ディープセルフが浮上して来て、あなたと一緒に生きていくということができるようになるでしょう。
　Bist du aus der Höhle heruntergekommen und deinem tiefen Selbst begegnet? Ich glaube, das ist die wichtigste Heilung, die ich tun kann. Dadurch erlaubst du deinem tiefen Selbst, an die Oberfläche zu kommen und mit dir zu leben.

自分と深い自己、ディープセルフが実は一つの存在なんだという風に感じることが出来るかもしれません。このかけのない全体像が取れたとき、日常生活の中で深い自己、ディープセルフと共に生きていくことができるようになります。

　Du magst das Gefühl haben, dass du und dein tiefes Selbst eigentlich eine Einheit sind. Wenn Sie dieses vollständige Bild erhalten, werden Sie in der Lage sein, mit Ihrem tiefen Selbst in Ihrem täglichen Leben zu leben.

　深い自己、ディープセルフと合体して一つになることが必要なんです。大抵の場合、深い自己、ディープセルフとつながったら、自分の手にするということが起こります。

　Du musst mit deinem tiefen Selbst verschmelzen und eins werden. Was meistens passiert, ist, dass du es in die Hände bekommst, wenn du dich mit deinem tiefen Selbst verbindest.

　ですけれども、見失うことがあります。そして、戻って来てくれる。そういうことが起こります。

　Aber manchmal verliert man es aus den Augen. Und das tiefe Selbst kommt zurück. So etwas passiert.

　もし深い自己、ディープセルフを見失った場合は、また、洞穴（ほらあな）の中に入って行って、また出会うということをしていただければ、また出会うことができます。

　Wenn Sie Ihr tiefes Selbst aus den Augen verlieren, gehen Sie zurück in die Höhle und treffen Sie sich wieder, und Sie werden sich wieder treffen können.

それでは、次に、普段、僕が行っているヒーリングをご紹介します。これは、先にご紹介したクリスタルヒーリングのクリスタルを外したバージョンのヒーリングとなります。わたくしごとではありますが、ここ２年くらいはこっちのヒーリングをメインに上昇気流（アセンション）を行ってきました。

Als nächstes werde ich die Heilung vorstellen, die ich normalerweise mache. Dies ist eine Version der Kristallheilung, die ich früher vorgestellt habe, ohne die Kristalle. In den letzten zwei Jahren habe ich den Aufstieg hauptsächlich für diese Heilung gemacht.

愛と友情のエネルギーの使い方
WIE MAN LIEBES- UND FREUNDSCHAFTSENERGIE NUTZT

若き日のあなたにお伝え申します。ハートの中心に両手が重なり合うようにあてがってください。どちらの手が上か下かは、あなたが心地よいと思う方を選んでください。

Mitte der Brust. Legen Sie beide Hände in der Mitte des Herzens übereinander.

それでは、息をふぅ〜っと吐き出してください。息を吐き出しきったら、素早く息を吸い込み、ゆっくり息を吐き出しながら、自己に内在する存在に伝えていきます。
　Dann atmen Sie bitte aus. Wenn Sie mit dem Ausatmen fertig sind, atmen Sie schnell ein und langsam aus, während Sie mit der Existenz in sich selbst kommunizieren.

　自己に内在する存在である、
　あなた様に愛と友情をささげます。
　わたしはあなた様を愛しております。
　わたしはあなた様と友達です。
　Ich werde dem inneren Wesen sagen, das dem Selbst innewohnt.
　Ich biete dir meine Liebe und Freundschaft an.
　ich liebe dich
　Ich bin mit dir befreundet.

　これを息継ぎのたびに繰り返していきます。今のあなたに時間的余裕があるなら、そのまま瞑想をしましょう。
　Wiederholen Sie dies mit jedem Atemzug. Wenn Sie jetzt Zeit haben, lassen Sie uns so meditieren, wie es ist.

　※特に瞑想する時間に決まりはありません。あなたの赴（おもむ）くままに心地よいだけ行っていただけたらと思います。
　*Meditationszeit ist kostenlos. Ich möchte, dass Sie sich so wohl fühlen, wie Sie möchten.

ハートの中心より出てまいります、愛と友情のエネルギーの感覚を感じられた方はいらっしゃいますか？または、イメージやビジョン、サウンドやミュージック、動画や物語など、様々な形で何かを見せてくれるかもしれません。

Kann jemand von euch die Energie der Liebe und Freundschaft spüren, die vom Zentrum seines Herzens ausgeht? Oder es zeigt uns etwas in verschiedenen Formen, wie Bilder und Visionen, Töne und Musik, Videos und Geschichten.

そんな感覚、感じがきたら、自分でこさえないで、もっと見せてくださいと言うように、あらがわずに進んで体験していきましょう。これは自己に内在する存在が動き出しているその証拠なんです。

Wenn Sie sich so fühlen, halten Sie sich nicht zurück, machen Sie einfach weiter und erleben Sie es ohne Widerstand, als würden Sie darum bitten, mehr zu sehen. Dies ist der Beweis dafür, dass das innere Wesen, das dem Selbst innewohnt, sich zu bewegen beginnt.

また、愛と友情のエネルギーの使い方をして起きたことは忘れないうちにメモにとっておきましょう。

Notieren Sie sich auch, was passiert, wenn Sie die Energie der Liebe und Freundschaft nutzen, bevor Sie es vergessen.

僕の本はこのメモから作られています。
Mein Buch ist aus dieser Notiz entstanden.

以上で、ヒーリングのご紹介を終わります。僕は、先にご紹介した、クリスタルヒーリングを約半年間続けたことにより上昇気流（アセンション）体験をしました。アセンションを日本語で言うと上昇気流が体に感じられるレベルで起こったと言えます。

　Damit ist die Einführung in die Heilung abgeschlossen. Wie ich bereits früher vorgestellt habe, hatte ich eine Aufstiegserfahrung, indem ich die Kristallheilung etwa ein halbes Jahr lang fortsetzte. Um den Aufstieg in Worte zu fassen, kann man sagen, dass der Aufwind auf einer im Körper spürbaren Ebene stattgefunden hat.

　そして、それを飽きずに２年と１０ヶ月続けた結果、本書の最初にご紹介した現象にまで、たどり着くことが出来ました。クリスタルヒーリングを伝授してくれた伝承者様のことを心から感謝しております。

　Und als Ergebnis davon, dass ich es 2 Jahre und 10 Monate lang fortgesetzt habe, ohne daran müde zu werden, war ich in der Lage, das am Anfang dieses Buches vorgestellte Phänomen zu erreichen. Ich möchte denen, die mich Kristallheilung beigebracht haben, meinen aufrichtigen Dank aussprechen.

また、このヒーリングを半年間継続しても上昇気流（アセンション）が起こらなかった場合の対策として一つの呼吸法をご紹介して本編を締（し）めくくらせていただきます。

　Außerdem möchte ich den Hauptteil abschließen, indem ich eine Atemmethode als Gegenmaßnahme für den Fall vorstelle, dass eine aufsteigende Strömung (Aufstieg) auch nach Fortsetzung dieser Heilung über ein halbes Jahr nicht eintritt.

　この呼吸法は、まだ上昇気流（アセンション）の文字も知らない頃、今から１０年くらい前に、たまたま読んだ本の中にあった呼吸法を実践していた時に起こった不思議体験です。

　Diese Atemmethode ist eine seltsame Erfahrung, die mir vor etwa 10 Jahren passierte, als ich eine Atemmethode praktizierte, die ich zufällig in einem Buch las, als ich nicht einmal das Wort für aufsteigende Strömung (Aufstieg) kannte.

　これが、もしや、その後の、上昇気流（アセンション）に関係しているかもしれないと思っての情報提供となります。必ずしも、この呼吸法をしなければ上昇気流（アセンション）できないと言うわけではありません。あくまで、上記に記述したヒーリングを半年間試してみても、なにも起きなかった人用にご提供、差し上げたいと思います。

　Dies ist die Information, von der ich denke, dass sie mit der aufsteigenden Luftströmung (Aufstieg) danach zusammenhängt. Das bedeutet nicht unbedingt, dass Sie ohne diese Atemtechnik nicht aufsteigen können. Ich möchte es denen anbieten und schenken, die die oben beschriebene Heilung ein halbes Jahr lang versucht haben und nichts passiert ist.

昔、やった呼吸法
ATEMMETHODE

　確か、あれは、３０代前半の頃、今｛2022/05/31｝から８年〜１０年くらい前のこと、正確には覚えていません。
　Wenn ich mich richtig erinnere, war das in meinen frühen 30ern, vor etwa 8 bis 10 Jahren, also weiß ich es nicht mehr genau.

　ヨガや自己啓発本のたぐいを読み漁（あさ）っていました、呼吸で体調が変わるみたいな本がいくつかあって、その中のどれかに、息を限りなく長く吐くことに集中した呼吸法があり、ただひたすら、息を長く吐く練習をしていました。
　Ich las Yoga- und Selbsthilfebücher, und es gab mehrere Bücher, die meine körperliche Verfassung durch das Atmen veränderten, ich übte einfach lange Atemzüge.

確か、やり方は、口を半開きにして、舌を上顎（うわあご）につけて、息を少しづつ吐く様にして、吐く時間を少しづつ長くしていく方法でした。

　Wenn ich mich richtig erinnere, war die Methode, den Mund halb zu öffnen, die Zunge auf den Oberkiefer zu legen, nach und nach auszuatmen und die Ausatemzeit allmählich zu verlängern.

　初めの頃は４秒吐きを繰り返し、出来る様になってきたら８秒に切り替えて、少しづつ時間を長くしていき、１０秒、１５秒、３０秒、と続けていき、確か、６０秒くらいまで長く吐ける様になって、それをどれくらい繰り返せるか、みたいな挑戦的なことをやっていた時のこと、急に、吐く息と吸う息が同時に起こり、なんじゃこりゃぁって驚（おどろ）きながら面白がって笑っていたことがあったなぁと思い出しました。

　Wiederholen Sie das Ausatmen am Anfang 4 Sekunden lang, wechseln Sie dann zu 8 Sekunden, wenn Sie es können, und erhöhen Sie die Zeit allmählich, 10 Sekunden, 15 Sekunden, 30 Sekunden usw., bis etwa 60 Sekunden Für eine lange Zeit. Als ich etwas Herausforderndes tat, um zu sehen, wie oft ich diesen langen Atemzug wiederholen konnte. Ein plötzliches Ausatmen und Einatmen trat gleichzeitig auf. Ich erinnerte mich, dass es eine Zeit gab, in der ich überrascht war und darüber lachte, was vor sich ging.

今、やれって言われても出来る気はしませんが、その当時、驚（おどろ）いたのを覚えています。確か、その時、臍下（へそした）あたりが気持ちよくなっていたなぁと思い返します。

Ich glaube nicht, dass ich es jetzt kann, aber ich erinnere mich, dass ich damals überrascht war. Ich erinnere mich, dass sich damals der Bereich unter dem Nabel gut anfühlte.

今から思うと、あれって、もしかしたら、その後に起こる上昇気流（アセンション）体験に一役かってたんじゃないのかなぁ、と、今更（いまさら）ながらに思い始めています。

Wenn ich jetzt daran zurückdenke, fange ich an zu denken, dass es vielleicht eine Rolle bei der Erfahrung des Aufwinds (Aufstieg) gespielt hat, der folgen würde.

特に科学的な根拠はありませんが、もしかしたら、っと思っての情報提供となります。

Es gibt dafür keine wissenschaftliche Grundlage, aber ich werde für alle Fälle Informationen liefern.

それでは、これをもって、本編を締（し）めくくらせていただきたいと思います。拝読（はいどく）頂き誠にありがとうございました。あなた様に光のある日が訪れることを心からお祈りしております。ではでは。

Damit möchte ich dieses Kapitel abschließen. Vielen Dank fürs Lesen. Ich bete aus tiefstem Herzen, dass ein heller Tag zu Ihnen kommen wird. Bis bald.

引用・参考文献一覧
REFERENZLISTE

素直な心になるために（著者）松下幸之助
Ein gehorsames Herz werden (Autor) Konosuke Matsushita

人間を考える（著者）松下幸之助
Nachdenken über Menschen (Autor) Konosuke Matsushita

復職後再発率ゼロの心療内科の先生に「薬に頼らず、うつを治す方法」を聞いてみました 亀廣 聡（著）夏川 立也（著）
Ich fragte einen psychosomatischen Arzt, der nach seiner Rückkehr zur Arbeit keine Rezidivrate hat: „Wie man Depressionen heilt, ohne sich auf Medikamente zu verlassen." Satoshi Kamehiro (Autor) Tatsuya Natsukawa (Autor)

武術格闘家 菊野克紀 の 誰ツヨDOJOy
Der Kampfkunstkämpfer Katsunori Kikuno ist Tsuyo DOJOy
 https://www.youtube.com/watch?v=8H6LtlSZ8Bw

良い音は、良い姿勢、良い呼吸でつくられる（著者）眞々田昭司

Guter Klang entsteht durch gute Körperhaltung und gute Atmung (Autor) Shoji Mamada

Special Thanks : ロバート・シモンズ
Besonderer Dank: Robert Simmons

作者について
ÜBER DEN AUTOR

　西暦1981年に日本に生まれ、つばきたかしと命名される。高校を卒業と同時に上京して電気技術者になる。途中でプログラミングに目覚めプログラマーに転身しIT企業に転職をする。インターネットが完全に普及したタイミングで故郷に移住して地元の企業に転職する。転職に転職を重ねていく間に好きなことを仕事にするというビジョンに触れ勢い良く整っていくネットビジネスの環境を鑑みて一念発起して自作自演のミュージシャンになる。しかし、思ったような成果が出ず、流れが変わって、大好きな天然石をビジネスにしようと考えて、プランBとして天然石shopを始める。そうこうしているうちに、運が巡り廻ってきてクリスタルヒーリングの伝承者に直接会う機会を得て、直々にクリスタルヒーリングを伝授される。それ以来、執筆活動をしています。

　Geboren 1981 n. Chr. in Japan mit dem Namen Takashi 2baki. Nach dem Abitur zog er nach Tokio, um Elektroingenieur zu werden. Zum Programmieren erwacht und Programmierer geworden und Jobwechsel zu einem IT-Unternehmen. Ich bin zu dem Zeitpunkt in meine Heimatstadt gezogen, als das Internet vollständig verbreitet war. Durch mehrmalige Jobwechsel kam er mit der Vision in Berührung, beruflich das zu machen, was ihm Spaß macht, und angesichts des sich rasant entwickelnden Internet-Business-Umfelds fasste er den Entschluss, selbstproduzierter Musiker zu werden. Er erzielte jedoch nicht die erwarteten Ergebnisse, und der Trend änderte sich, also beschloss er, seinen Lieblings-Naturstein in ein Geschäft zu verwandeln, und eröffnete ein Natursteingeschäft als Plan B. Inzwischen hatte sich das Glück eingeschlichen und ich bekam die Möglichkeit, den Nachfolger der Steinheilkunde direkt kennenzulernen und wurde direkt in die Steinheilkunde eingewiesen. Seitdem arbeite ich am Schreiben.

Herr Takashi 2baki

https://note.com/mr_takashi_2baki/

おまけ SERVICE

　ひとえに両方を上昇させるといっても様々な上昇のさせ方が現れてきます。僕の場合、心の虫の音と言いますか、スピリットガイドと言いますか、うちなる声、自己に内在する存在の声、うちなるガイダンスに従った形で上昇の仕方が日々変わってきています。そのことを踏まえた上で、その中でも良かったなぁ。と思える上昇パターンをご紹介します。

　Selbst wenn Sie beide erhöhen, werden verschiedene Möglichkeiten zum Erhöhen angezeigt. In meinem Fall ändert sich die Art und Weise, wie ich aufsteige, Tag für Tag entsprechend dem Klang meines Herzens, meiner spirituellen Führer, meiner inneren Stimme, der Stimme des Wesens in mir und meiner inneren Führung. Auf dieser Grundlage möchte ich ein aufsteigendes Muster einführen, das unter ihnen gut zu sein scheint.

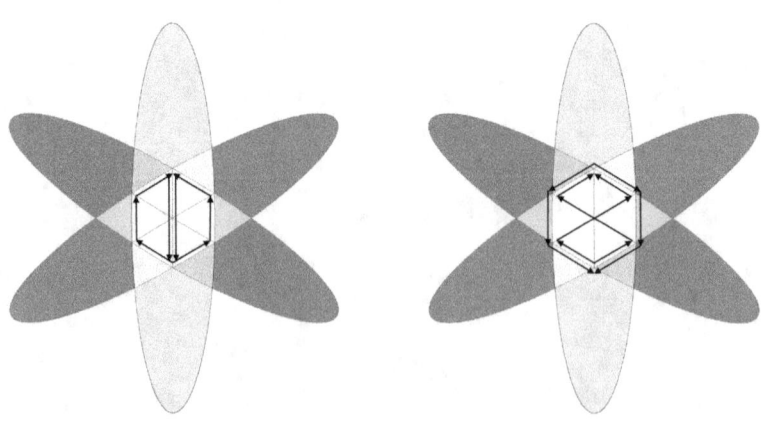

また、良きことがあった日の上昇の仕方も記述します。
Wie man aufsteht, wenn gute Dinge passieren

参考資料となれば幸いです。
Ich hoffe, dass es als Referenzmaterial nützlich sein wird.

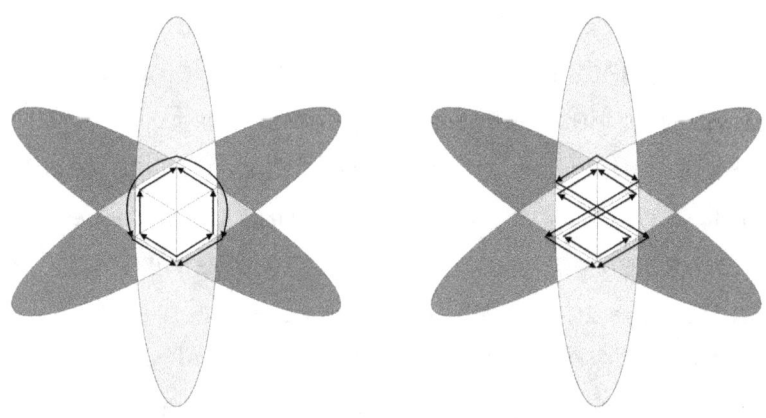

つばきたかし画伯の絵（１）［エネルギーの道］
Gemälde des Malers Takashi 2baki (1) [Energiestraße]

　覚醒体験へと移り進んでいく最中（さなか）、２０２２年５月中旬頃に起きたことを簡略的にイメージ図にしてまとめてみました。細かい詳細は秘密とさせていただきます。秘密にする理由は、名前などの名称や細かい順序などの詳細は、人によって呼び名やエネルギーの道そのものが変わってくる可能性があるからです。おそらく昇り方も変わってくるでしょうし、見え方や感じ方、とらえ方も人によって変わってくると思います。また名前などを明示したり開示したりすると、お客様がその名前の影響を受けてしまって、お客様自身の体得の邪魔をしてしまいかねません。その影響を最小限にするためにも、名前や名称や呼び名などの細かい詳細は秘密とさせていただきます。覚醒体験へと導かれていく最中に、こんなことがあったよ程度に見ていただけたら幸いです。

　Ich habe ein vereinfachtes Bild dessen zusammengestellt, was etwa Mitte Mai 2022 während des Übergangs zur Erwachungserfahrung geschah. Details sind vertraulich. Der Grund, es geheim zu halten, ist, dass Details wie Name und Reihenfolge sich je nach Name und Energiepfad der Person ändern können. Die Art und Weise, wie es klettert, wird sich wahrscheinlich ändern, und auch die Art und Weise, wie es aussieht und sich anfühlt, wird sich je nach Person ändern. Auch wenn Sie Ihren Namen usw. angeben oder offenlegen, wird der Kunde von diesem Namen beeinflusst, was Ihre eigene Erfahrung beeinträchtigen kann. Um die Auswirkungen so gering wie möglich zu halten, werden detaillierte Angaben wie Namen, Bezeichnungen und Spitznamen vertraulich behandelt. Ich würde es begrüßen, wenn du so etwas sehen könntest, während du zu der Erfahrung des Erwachens geführt wirst.

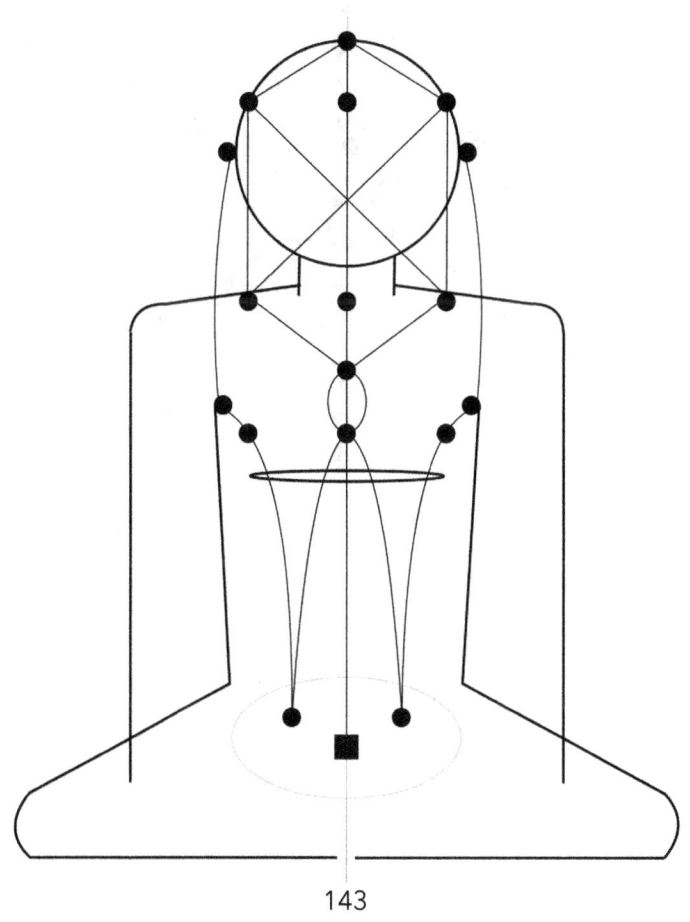

つばきたかし画伯の絵（２）［月と太陽と己の光］
Gemälde des Malers Takashi 2baki (2) [Mond, Sonne und mein Licht]

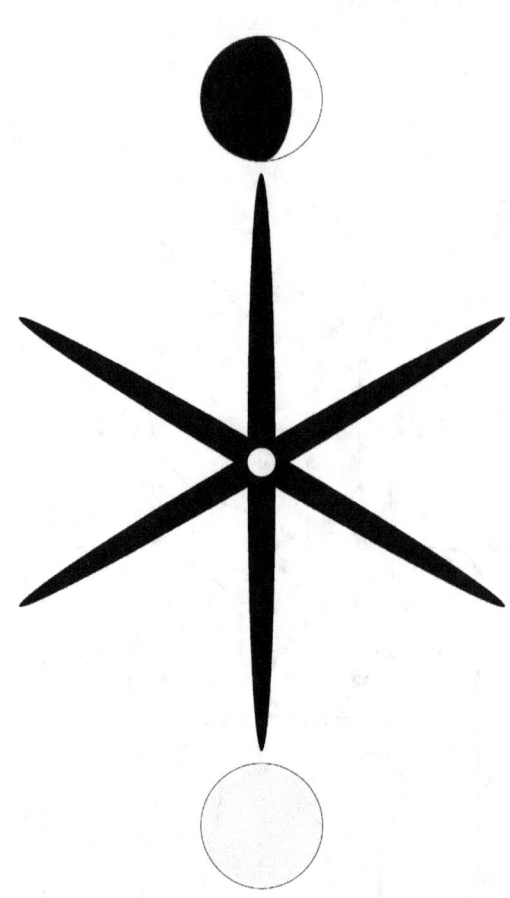

地獄の苦しみの最中、覚醒体験へ突入して行く流れの中で、六芒星（ろくぼうせい）の明示があった後、明示された言葉があって、その言葉を元に描いたイメージ図です。深い意味は考えずに絵画をお楽しみいただければ幸いです。

　Inmitten des höllischen Leidens, im Fluss des Hineinstürmens in die Erfahrung des Erwachens, nachdem sich das Hexagramm manifestiert hatte, gab es eine Manifestation von Worten, und dies ist eine Bildzeichnung, die auf diesen Worten basiert. Ich hoffe, Sie können die Bilder genießen, ohne über die tiefe Bedeutung nachzudenken.

ペンデュラムの使い方
Wie man das Pendel benutzt

　伝承者はこう答えられました。ペンデュラムの使い方、動きは、いつも自分のディープセルフに聞いてみるんですね。「YES（イエス）のときの動きを私に見せてください」というように聞いてみて、どちらの方向にどの様に動くのか観察してみます。そして、「どっちの方向にどのように動くのがNO（ノー）なのですか」とディープセルフに聞いてみます。すると、YES（イエス）の時とNO（ノー）の時の違いが現れてくると思います。そして、その動き方は人それぞれ違います。

　Ein Befürworter der Kristallheilung antwortete: Ich frage immer mein tiefes Selbst, wie man das Pendel benutzt und wie man es bewegt. Versuchen Sie, etwas zu fragen wie: „Zeigen Sie mir, wie es sich bewegt, wenn Sie JA sagen", und beobachten Sie, wie es sich in welche Richtung bewegt. Dann frage dein tiefes Selbst: „In welche Richtung und wie bewegst du dich, wenn NEIN?" Dann denke ich, dass der Unterschied zwischen JA und NEIN erscheinen wird. Und die Art und Weise, wie sie sich bewegen, ist bei jedem anders.

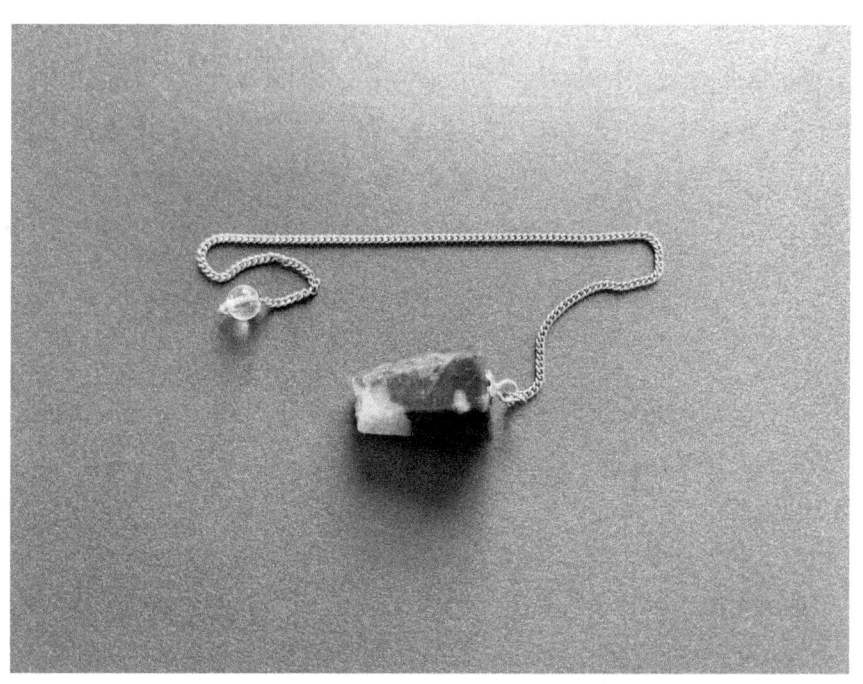

光の三原色、色の三原色、ひかりのしるし。
Die drei Grundfarben des Lichts, die drei Grundfarben der Farbe und das Zeichen des Lichts.

　量子理論の中にある目に見える光（可視光線）を勉強していたところ、白と黒が無いなぁという疑問から、光の三原色にたどりつき、緑と、青と、赤が、混ざると白になる。と言うことを知りました。

　Als ich mich mit sichtbarem Licht in der Quantentheorie beschäftigte, lernte ich die drei Grundfarben des Lichts aus der Frage, dass es kein Schwarz und Weiß gibt. Wussten Sie, dass Sie Weiß erhalten, wenn Sie Grün, Blau und Rot mischen?

　また、黒は、色の三原色と呼ばれ、光の三原色で出て来た各々の色同士が混じり合った三色（緑と青が混ざったシアン［水色に近い青緑色］、青と赤が混ざったマゼンタ［明るく鮮やかな赤紫色］、赤と緑が混ざったイエロー［黄色］）が混ざり合うと黒になると言うことを知りました。

　Schwarz wird auch als Dreiklang der Farben bezeichnet. Drei Farben, bei denen jede Farbe, die aus den drei Grundfarben des Lichts hervorgegangen ist, miteinander gemischt wurde. Cyan ist eine Mischung aus Grün und Blau, Magenta ist eine Mischung aus Blau und Rot und Gelb ist eine Mischung aus Rot und Grün. Wussten Sie, dass Sie Schwarz erhalten, wenn Sie diese drei Farben miteinander mischen?

考えれば考えるほど、なぜだって思いが強くなる白と黒です。が、しかし、色は波だと考えて、黒は波が打ち消しあって発光しないから黒に見えるのかな、白は反対に波が乱れ合って発光するから白に見えるのかな、そういった解釈をしています。

Je mehr ich darüber nachdenke, desto mehr frage ich mich, warum es schwarz und weiß ist. Wenn man jedoch bedenkt, dass Farben Wellen sind, frage ich mich, ob Schwarz schwarz erscheint, weil sich die Wellen gegenseitig aufheben und kein Licht aussenden, und Weiß weiß erscheint, weil die Wellen sich gegenseitig stören und Licht aussenden. So interpretiere ich es.

ひかりのしるし
Zeichen des Lichts

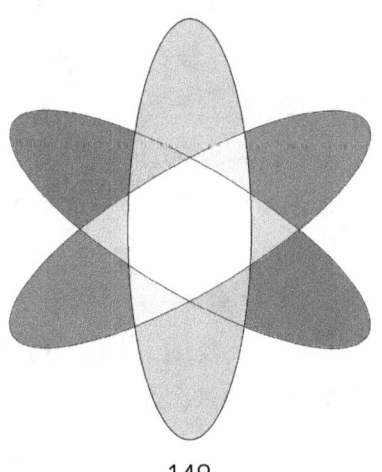

仮説 HYPOTHESE

上昇気流（アセンション）体験や覚醒体験を経て思うこと
Gedanken nach dem Aufstiegserlebnis und dem Erwachenserlebnis

誰にでも人には自己に内在する存在が存在していて、その存在に気が付かずに生活をしているのではないかと僕は仮説を立てています。

Ich gehe davon aus, dass jeder eine innere Existenz in sich trägt und dass er sein Leben lebt, ohne sich dieser Existenz bewusst zu sein.

しかし、内的探求をすれば、自己に内在する存在を心の目で見ることが出来るようになっています。

Die innere Erforschung erlaubt uns jedoch, mit dem geistigen Auge das innere Wesen zu sehen, das in uns wohnt.

その存在に気が付けた者だけが、その存在と繋（つな）がり、その存在と対話し、その存在の叡智（えいち）を授（さず）かり、その存在の教えを享受（きょうじゅ）して、その存在に意識が宿っている事実を知ります。

Nur diejenigen, die sich dieser Existenz bewusst werden, können sich mit ihr verbinden, mit ihr kommunizieren, ihre Weisheit empfangen, sich an ihren Lehren erfreuen und die Tatsache kennen, dass Bewusstsein in dieser Existenz wohnt.

そして、その存在のアイデンティティ（存在証明）を夢のように共有することが出来るようになっています。そういった資質を人は持っています。
　Und es ist möglich, die Identität dieser Existenz (Existenzbeweis) wie einen Traum zu teilen. Menschen haben diese Qualitäten.

　しかし、外界の現実世界は取り留めなく過ぎて行くがゆえに、人間は外界の世界に対応する術を充分に身に付けています。結果、内的世界を忘れてしまっているのではないかと、考察しています。
　Da die reale Welt der Außenwelt jedoch willkürlich vorbeizieht, ist der Mensch gut dafür gerüstet, damit umzugehen. Infolgedessen denke ich, dass wir vielleicht unsere innere Welt vergessen haben.

　もしかしたら、幼少期は、こちらの内的世界の方が当然の世界だったのではないかとさえ思えてなりません。
　Ich kann nicht umhin zu denken, dass diese innere Welt in meiner frühen Kindheit vielleicht natürlicher war.

　しかし、大人になって行く過程で、いつの間にかこのことを忘れてしまっている。そういった事実、現実があるのではないかと、考察しています。
　Als ich erwachsen wurde, vergaß ich dies jedoch, bevor ich es wusste. Ich denke, dass es solche Fakten und Realität gibt.

しかし、そのことに気が付けた人間は、上昇気流（アセンション）を体験し、覚醒体験まで教え導かれて行きます。

　Menschen, die dies jedoch bemerkt haben, werden eine aufsteigende Strömung (Aufstieg) erfahren und zu einer Erweckungserfahrung gelehrt und geführt werden.

　それが定（さだ）めと知って覚え書きのように書き示しておきます。あなた様に幸あれ。

　Da ich weiß, dass es ein feststehendes Gesetz der Welt ist, das nicht geändert werden kann, schreibe ich es wie ein Memorandum auf. Viel Glück

当たり前のことかもしれないけどメモ
Es mag offensichtlich erscheinen, aber ich werde es aufschreiben.

人と喋る時は、相手の顔を見ながら喋ること。
Wenn Sie mit jemandem sprechen, schauen Sie ihm beim Sprechen ins Gesicht.

相手を見ずに喋ると、なぜか、上手くいかなくなる。
Wenn Sie sprechen, ohne die andere Person anzusehen, wird es aus irgendeinem Grund nicht gut gehen.

なんでだろう…
Ich wundere mich warum…

相手の顔色を伺わないと相手に合わさずに一方的なお喋りになってしまうからだろうか、それとも、ネット空間と一緒で文字列的な会話になってしまって頭と頭で会話しているような表情のない脳内空間でのやりとりになってしまうからだろうか…
Liegt es daran, dass Sie sich mit der anderen Person nicht verstehen und das Gespräch einseitig wird, wenn Sie die andere Person nicht ins Gesicht fragen? Oder liegt es daran, dass es zu einer textbasierten Konversation wie im Internetraum wird, und es wird zu einem Austausch im Gehirnraum ohne Mimik, wie ein Gespräch zwischen Gedanken?

なんでそうなるのか、本当のところはよくわからないけど
Ich weiß wirklich nicht warum

とにかく、相手の様子を見ながら話をしたほうが、相手のシグナルが見えるからか、相手ありきで話が進むからか、いろいろ理由はあるだろうけれども、相手に集中して、相手の様子を見ながら話をしたほうが良い。

Wie auch immer, ich denke, es ist besser zu reden, während man die andere Partei ansieht. Der Grund ist, dass Sie das Signal des Gegners sehen können. Außerdem können Sie eine gute Beziehung aufbauen, weil die Geschichte mit der anderen Person voranschreitet. Es gibt viele andere Gründe, aber es ist besser, sich auf die andere Person zu konzentrieren und zu sprechen, während man die andere Person beobachtet.

その方が上手く行く。
Es funktioniert besser.

思想と思想のぶつかり合い
Zusammenprall der Ideen

　思想と思想のぶつかり合い、頭で動くとぶつかっちゃう。だけれども、心で動くとどうなるか、考えてみてほしい。

　Gedanken kollidieren miteinander, und wenn Sie Ihren Kopf bewegen, kollidieren sie. Aber denken Sie darüber nach, was passiert, wenn Sie sich mit Ihrem Geist bewegen.

　結論は後程…
　Fazit später…

好きをトリガーにする
Gelegenheit schaffen

これ、好きぃっていうキッカケがはたらいた時だけ動く。
Es funktioniert nur, wenn der Auslöser „Gefällt mir" funktioniert.

これが、行動の第一原理。
Dies ist das erste Handlungsprinzip.

それ以外は、もう何にも考えないんだ。
Ich kann an nichts anderes denken.

どんなことでもね。
Egal was.

そうすれば、好きを道しるべにできる。
Dann kannst du die Liebe als Wegweiser verwenden.

自己愛のすすめ
Empfehlungen zur Selbstliebe

　自己愛の利点。
Vorteile der Selbstliebe.

　自分を愛することができて初めて精神的自立が生まれます。
Nur wenn du dich selbst lieben kannst, kannst du „spirituelle Unabhängigkeit" erreichen.

　自分を愛するというのは、自分の体に滋養（じよう）を与えることになるんですね。
Sich selbst zu lieben bedeutet, seinen Körper zu nähren.

　自分の体にとって愛という栄養を受け取ることになります。
Du wirst Nahrung der Liebe für deinen Körper erhalten.

　この体にとって、これほど頼もしいことはないわけです。
Für meinen Körper gibt es nichts Zuverlässigeres.

　健やかな感情も芽生えていきますし、健やかな感覚も得られてくることでしょう。そういった利点を得ることができます。

Ein gesundes Gefühl wird wachsen und ein gesundes Gefühl wird erhalten. Sie können diese Vorteile nutzen.

愛を与え、愛を受け取る、そういった循環（じゅんかん）、
Liebe geben und Liebe empfangen, so ein Kreislauf,

愛のループが生まれてくると、この体は喜びに満ちた状態となっていって心から嬉しく思うようになっていきます。
Wenn die Schleife der Liebe geboren wird, wird dieser Körper in einem freudigen Zustand sein und Sie werden von ganzem Herzen glücklich sein.

これを、続けていくと、精神的自立への道しるべとなっていって、あなた様を上昇へと導いていくことでしょう。
Wenn Sie dies weiterhin tun, wird es zu einem Wegweiser für Ihre geistige Unabhängigkeit und führt Sie zum Aufstieg.

そう、それは、故（ゆえ）に、正（まさ）しく、あなた様の道しるべとなってまいりましょう。
Es wird Ihr Wegweiser sein.

思考の判断基準
Denkkriterien

思考がネガティブだと、ハートに苦しみを感じます。
Wenn deine Gedanken negativ sind, fühlst du Schmerz in deinem Herzen.

思考がポジティブだと、ハートに心地良さを感じます。
Wenn deine Gedanken positiv sind, fühlst du Trost in deinem Herzen.

もっとハッキリわかりやすい例を挙げますと、恋愛をしている時、好きな人のことを想うあまりにハートがキュンキュンして、居ても立っても居られなくなる経験は誰もがお持ちなのではないでしょうか。
Lassen Sie mich Ihnen ein klares Beispiel geben. wenn du verliebt bist Ich denke, jeder hat die Erfahrung, an jemanden zu denken, den er liebt, und sein Herz so sehr schlagen zu fühlen, dass er nichts dagegen tun kann.

それは、胸の中心、ハートの中心に、目では見えない何かが存在している証拠なのではないでしょうか。
Ich denke, es ist ein Beweis dafür, dass etwas Unsichtbares in der Mitte der Brust, im Zentrum des Herzens, existiert.

また、このことに気が付いてまいりますと、ハートの中心に意識を向けるようになっていきます。自然とハートの状態に目がいき、今、心地よい状態かなぁ、そうじゃないかなぁ、と、今、思考している内容が良いことか、はたまた悪いことかを瞬時に判断できるようになっていきます。

　Wenn Sie sich dessen bewusst werden, werden Sie auch beginnen, Ihre Aufmerksamkeit auf das Zentrum Ihres Herzens zu richten. Ich achte ganz natürlich auf den Zustand meines Herzens, damit ich sofort beurteilen kann, ob meine aktuellen Gedanken gut oder schlecht sind, wie zum Beispiel, ob ich mich in einem angenehmen Zustand befinde

　心地よいと思えばそのまま進んで行けば良い訳ですし、心地よくないと感じるならば、その思考をやめれば良い訳です。
　Wenn Sie sich wohl fühlen, können Sie damit fortfahren, und wenn Sie sich unwohl fühlen, können Sie aufhören, darüber nachzudenken.

　そういった判断基準となる指標に、言い変えるならば、目印になってくれているのではないでしょうか。
　Anders ausgedrückt dienen sie als Indikatoren für solche Beurteilungskriterien.

　ハートの中心にその人のコアとなる存在が潜んでいる可能性を感じます。

Ich spüre die Möglichkeit, dass die Existenz, die zum Kern dieser Person wird, im Zentrum des Herzens lauert.

胸腺 THYMUSDRÜSE

　図書館で読んだ本の中で、これは、って思った情報がありましたので引用していきます。
　In dem Buch, das ich in der Bibliothek gelesen habe, gab es Informationen, die ich für diese hielt, also werde ich sie zitieren.

　医学の書物です。
　Es ist ein medizinisches Buch.

　まだ歴史が浅く、定説が確立しにくい分野である神経生理学においても、モントリオールにある臨床医学研究所のデーヴィッド・ホロビンが、免疫系の機能を円滑（えんかつ）に働かせるためには「プロスタグランジンE1」というホルモン様物質がひじょうに重要であると主張している。
　Sogar in der Neurophysiologie, die eine kurze Geschichte hat und schwierig ist, eine etablierte Theorie aufzustellen, sagt David Horobin vom Institute of Clinical Medicine in Montreal, dass eine hormonähnliche Substanz namens "Prostaglandin E1" notwendig ist, damit das Immunsystem reibungslos funktioniert. Anspruch auf große Bedeutung.

　また、オックスフォード大学出身の科学者であるホロビンは、食事療法によって免疫系の調節、とくにがんを抑える、T細胞の調節ができることも強調している。

Horobin, ein Wissenschaftler der Universität Oxford, betont auch, dass die Ernährung das Immunsystem modulieren kann, insbesondere die T-Zellen, die Krebs bekämpfen.

プロスタグランジンE1は、T細胞が成熟する場所である、胸腺に大量に貯蔵されていることが知られている。
Es ist bekannt, dass Prostaglandin E1 reichlich im Thymus gespeichert wird, wo T-Zellen reifen.

T細胞が欠如してB細胞が異常に活発なマウスをつくると、その個体はいずれ自己免疫疾患であるエリテマトーデス（SLE＝全身性紅斑性狼瘡｛ぜんしんせいこうはんせいろうそう｝）にかかったマウスと同じような死に方をする。
Wenn Mäusen T-Zellen fehlen und hyperaktive B-Zellen haben, sterben sie schließlich auf ähnliche Weise wie Mäuse mit der Autoimmunkrankheit Lupus erythematodes (SLE).

ところがホロビンは、そのマウスにプロスタグランジンE1を与えるとT細胞が正常値に戻り、B細胞の活動も正常化して長生きするということを発見したのである。
Horobin entdeckte jedoch, dass, wenn den Mäusen Prostaglandin E1 verabreicht wurde, die T-Zellen auf ein normales Niveau zurückkehrten und die B-Zellen-Aktivität sich normalisierte, was zu einem längeren Leben führte.

【参考文献】内なる治癒力　こころと免疫をめぐる新しい医学
（著者）スティーヴン・ロック＋ダグラス・コリガン
（監修）：池見酉次郎　（訳）田中彰＋堀雅明＋井上哲彰＋浦尾弥須子＋上野圭一

文章の意味はわからなくとも、胸の中心に重要な「プロスタグランジンE1」を大量に貯蔵する場所、胸腺（きょうせん）があることが観て取れます。

Auch wenn Sie die Bedeutung des Satzes nicht verstehen, können Sie sehen, dass es einen Ort gibt, an dem eine große Menge des wichtigen „Prostaglandins E1" in der Mitte der Brust, der Thymusdrüse, gespeichert ist.

　読みながら首を縦（たて）に振りながら、「ふ〜ん」って思ってました。また、この本では、最後の締めくくりにこんなことが書かれています。

Ich habe beim Lesen "Hmm" gedacht.
Außerdem heißt es am Ende des Buches:

　デーヴィッド・マクレーランドが「マザー・テレサ効果」と命名した、治療にまつわる魅力的な現象である。

　Es ist ein faszinierendes therapeutisches Phänomen, das David McClelland den „Mutter-Teresa-Effekt" genannt hat.

　マザー・テレサは生涯をカルカッタの貧民救済に捧げたノーベル平和賞の受賞者だが、マクレーランドは学生たちに彼女の仕事ぶりを描いた感動的な映画を見せ、その前後に採取した血液像に変化があることに興味をそそられた。

　Mutter Teresa ist Friedensnobelpreisträgerin und hat ihr Leben der Hilfe für die Armen von Kalkutta gewidmet. McClelland zeigte seinen Schülern einen bewegenden Film, der die Arbeit von Mutter Teresa darstellte, und war fasziniert von den Veränderungen bei den Blutabnahmen davor und danach.

映画を観たあとの学生たちの免疫グロブリンの数値が、わずかだが上昇し、免疫系の機能が向上したことがわかったからである。

Nachdem sie den Film gesehen hatten, stieg der Immunglobulinspiegel der Schüler leicht an, was darauf hindeutet, dass ihr Immunsystem besser funktionierte.

その後、彼はさまざまな方法でこの「マザー・テレサ効果」を確認した。映画を見せる代わりに、大学院生たちに次の二つのことについて深く考えるように指示したこともある。

Später bestätigte er diesen „Mutter-Teresa-Effekt" auf verschiedene Weise. Anstatt einen Film zu zeigen, bat ich Studenten im Aufbaustudium, gründlich über zwei Dinge nachzudenken.

すなわち、それまでの人生で「自分が誰かに深く愛されたとき」と「自分が誰かを愛したとき」のことをよく考えさせたのだ。やはり効果はあった。

Mit anderen Worten, ich bat sie, über die Zeiten in ihrem Leben nachzudenken, als sie von jemandem sehr geliebt wurden und als sie jemanden liebten. Immerhin war es effektiv.

マクレーランドはじつは前から体験的にそのことを知っていて、効果があることを信じてもいたのである。

Tatsächlich wusste McClelland schon seit langem aus eigener Erfahrung davon und glaubte, dass es funktionierte.

「風邪をひいたときなど、わたしはよく、愛した人のことや愛された人のことを考えるんです。それだけで、風邪が治ってしまったことも二、三度ありますよ。絶対に効くというわけじゃありませんがね。いくらやってもダメで、風邪がひどくなった時もありました。しかし、役に立ちます。」

Wenn ich erkältet bin, denke ich oft an die Menschen, die ich geliebt habe und die mich geliebt haben. Zwei- oder dreimal habe ich meine Erkältung allein dadurch überwunden. Das heißt nicht, dass es sicher funktionieren wird. Egal wie sehr ich es versuchte, es funktionierte nicht, und es gab eine Zeit, in der ich eine schlimme Erkältung hatte. Aber es hilft.

愛がもつ力に対するマクレーランドの強い信念は、彼が擁護（ようご）する現代医学に大きな示唆を与えている。

McClellands starker Glaube an die Kraft der Liebe hat große Auswirkungen auf die moderne Medizin, für die er sich einsetzt.

人間の精神に備わったこの貴重な力は、これまで見すごされてきたが、彼にいわせれば、それこそが治療という現象における内的な原動力なのである。

Diese kostbare Kraft der menschlichen Psyche, die bisher übersehen wurde, ist nach ihm die innere treibende Kraft im Phänomen der Heilung.

「病院の環境を変えることによって、いろいろなことができます」マクレーランドはあるとき、医学関係者の集まりでこんな発言をした。

„Sie können viel erreichen, indem Sie das Krankenhausumfeld verändern", sagte McClelland einmal vor einer Versammlung von Medizinern.

病院をリラックスできる場に、自然に思いやりのこころが生まれるような場に、たえず何かに追われているような気分から解放されるような場にすればいいんです。

Wir müssen das Krankenhaus zu einem Ort machen, an dem sich die Menschen entspannen können, ein Ort, an dem Mitgefühl auf natürliche Weise entsteht, ein Ort, an dem sie von dem ständigen Gefühl befreit sind, von etwas verfolgt zu werden.

つまり、健康な環境にすればね。医師も看護師もソーシャルワーカーも、その気になればできますよ。だれかを愛することは、愛する相手の健康にとってひじょうにいい効果があるんです。そして、たぶん、愛した人自身の健康にとっても

Mit anderen Worten, wir sollten eine gesunde Umwelt schaffen. Ärzte, Krankenschwestern und Sozialarbeiter können es tun, wenn sie wollen. Jemanden zu lieben ist sehr gut für die Gesundheit sowohl des Liebesgebers als auch des Liebesempfängers.

【参考文献】内なる治癒力　こころと免疫をめぐる新しい医学
（著者）スティーヴン・ロック＋ダグラス・コリガン
（監修）：池見酉次郎　（訳）田中彰＋堀雅明＋井上哲彰＋浦尾弥須子＋上野圭一

これを読みながら、私が、推奨する愛と友情のエネルギーの使い方が読んで字の如（ごと）く証明されているかのような錯覚（さっかく）に陥（おちい）りました。

Während ich dies las, hatte ich die Illusion, dass der von mir empfohlene Einsatz von Liebes- und Freundschaftsenergie bewiesen ist.

　もし、愛と友情のエネルギーの使い方を実践することによって、胸腺（きょうせん）に刺激が与えられ、T細胞を強力に活性化する事象を確認することさえできれば、医学的にがんを抑える効果があると証明されたことになります。

Wenn wir die Ereignisse bestätigen können, die die Thymusdrüse stimulieren und T-Zellen aktivieren, indem wir üben, wie man die Energie der Liebe und Freundschaft nutzt, können wir vorschlagen, dass dies die Wirkung hat, Krebs medizinisch zu unterdrücken.

　と、まぁ、そういうことを思いついたわけです。しかし、医学者でもなく、科学者でもない、わたしが、これを確認するには、どうすればいいのだろう…今、すぐに、答えが見つからなかったため、保留して次に進みます。

Darauf bin ich gekommen. Aber ich bin weder Mediziner noch Wissenschaftler, wie kann ich das bestätigen? Im Moment habe ich keine Antwort gefunden, also werde ich es auf Eis legen und weitermachen.

T細胞

T-Zellen

　胸腺（きょうせん）の調査で、T細胞を活性化できれば、免疫機能がアップしてがんを抑制（よくせい）することができるという話でした。今回は、それに引き続きT細胞とはなにかを調査しました。僕の言葉で書いても、説得力が欠けるため、本の中身を引用します。

　In der Thymusforschung wurde mir gesagt, dass wenn T-Zellen aktiviert werden können, die Immunfunktion verbessert und Krebs unterdrückt werden kann. Diesmal untersuchten wir weiter, was T-Zellen sind. Auch wenn ich es in meinen eigenen Worten schreibe, fehlt es an Überzeugungskraft, daher werde ich den Inhalt des Buches zitieren.

　免疫機能が、がん細胞を攻撃する仕組みが次第にわかってきています。
　Der Mechanismus, mit dem das Immunsystem Krebszellen angreift, wird allmählich verstanden.

　ひとつが、ナチュラル・キラー（NK）細胞によるものです。NK細胞は、原始的な本能をもっていて、自分ではないものを見つけると即刻、攻撃を仕掛け、排除しようとします。ひじょうに強力な殺傷力があるので、活性化させることでがんが劇的に縮小したという例はたくさん出ています。

Einer ist durch natürliche Killerzellen (NK). NK-Zellen haben einen primitiven Instinkt, und wenn sie ein Wesen finden, das nicht sie selbst sind, starten sie sofort einen Angriff und versuchen, es zu eliminieren. Es ist so tödlich, dass es viele Beispiele dafür gibt, dass Krebserkrankungen durch seine Aktivierung dramatisch geschrumpft werden.

　NK細胞は、組織的に管理されて動くのではなく、ゲリラ的に神出鬼没といった行動を得意としています。
　NK-Zellen sind gut darin, Guerilla-artig zu handeln, anstatt systematisch kontrolliert zu werden.

　もうひとつが、T細胞（ヘルパーT細胞、キラーT細胞、サプレッサーT細胞）を中心としたシステマチックな免疫活動があります。
　Eine andere ist die systematische Immunaktivität, die sich auf T-Zellen konzentriert (Helfer-T-Zellen, Killer-T-Zellen, Suppressor-T-Zellen).

　T細胞は、抗原抗体反応とよく似た抗原・T細胞受容体反応に支配されていますから、抗原を認識するという過程が、必要です。T細胞は、すぐそばにがん細胞があったとしても、抗原として認識できなければ見逃してしまいます。
　Da T-Zellen von Antigen-T-Zell-Rezeptor-Reaktionen gesteuert werden, die Antigen-Antikörper-Reaktionen sehr ähnlich sind, ist der Prozess der Erkennung von Antigenen notwendig. Selbst wenn Krebszellen in der Nähe sind, werden T-Zellen sie verfehlen, wenn sie sie

nicht als Antigene erkennen können.

　抗原があることをT細胞に知らせるのが、抗原提示細胞と呼ばれるマクロファージや樹状（じゅじょう）細胞です。抗原提示細胞は、がん細胞を取り込んで消化し、その情報をヘルパーT細胞に伝えます。

Makrophagen und dendritische Zellen, sogenannte Antigen-präsentierende Zellen, informieren T-Zellen über das Vorhandensein von Antigenen. Antigen-präsentierende Zellen nehmen Krebszellen auf, verdauen sie und geben die Information an Helfer-T-Zellen weiter.

　情報を受けたヘルパーT細胞はサイトカイン類を放出することで、がん細胞を攻撃するキラーT細胞に抗原を作らせ、活性化させてがん細胞排除の体制を作るのです。

Die Helfer-T-Zellen, die die Informationen erhalten, setzen Zytokine frei, damit die Killer-T-Zellen, die Krebszellen angreifen, Antigene produzieren und sie aktivieren, um ein System zur Eliminierung von Krebszellen zu schaffen.

【参考文献】がんを治す医療辞典決定版　最新の現代医学から確かな代替療法まで。
「がん」と闘うための総合辞典
（総監修）帯津良一

　読みながら、縦（たて）に首を振りながら「ふ〜ん」って思いました。

Ich habe beim Lesen "Hmm" gedacht.

複雑な仕組みでがんを抑制する機能が人間に備わっているんだなぁと感心するのでした。
　Ich war beeindruckt, dass Menschen die Fähigkeit haben, Krebs durch einen komplexen Mechanismus zu unterdrücken.

　話の中身がわからなくとも、独自に動くナチュラル・キラー（NK）細胞と、システマチックに動くT細胞達が、体の免疫機能を担っていることが、なんとなしに理解できてたらいいのかなぁと思いました。
　Auch wenn Sie den Inhalt der Geschichte nicht verstehen, wäre es schön, wenn Sie irgendwie verstehen könnten, dass natürliche Killerzellen (NK), die sich unabhängig bewegen, und T-Zellen, die sich systematisch bewegen, für die Immunfunktion des Körpers verantwortlich sind, dachte ich.

　もちろん、読み込んで理解もしておりますが、おさらいの意味を込めて記述していきます。
　Natürlich habe ich es gelesen und verstanden, aber ich werde es im Sinne einer Rezension schreiben.

　システマチックに動くT細胞達の説明をしますと、キラーT細胞と言うのが、がん細胞を攻撃する役目を担っていて、抗原提示細胞（マクロファージや樹状細胞）が、がんを発見し、がんを認知して、がん細胞を取り込み、その情報をヘルパーT細胞に伝えて、ヘルパーT細胞がサイトカイン類を放出してキラーT細胞に抗原を提示し、キラーT細胞を活性化

させ、攻撃態勢を整えてから、がん細胞を攻撃する、システマチックな仕組みをT細胞達はもっています。

　Ich werde T-Zellen erklären, die sich systematisch bewegen. Killer-T-Zellen sind für den Angriff auf Krebszellen verantwortlich. Antigen-präsentierende Zellen (Makrophagen und dendritische Zellen) entdecken Krebs, erkennen Krebs, nehmen Krebszellen auf und übermitteln die Information an Helfer-T-Zellen. T-Helferzellen, die diese Informationen erhalten haben, setzen Zytokine frei, präsentieren Killer-T-Zellen Antigene, aktivieren Killer-T-Zellen, bereiten sich auf einen Angriff vor und greifen Krebszellen in einem systematischen Mechanismus an

　人体にある細胞達が連携して、人間の免疫機能を担っている事象が本を読みながら見えてきました。
　Als ich das Buch las, begann ich zu sehen, wie die Zellen im menschlichen Körper zusammenarbeiten, um das menschliche Immunsystem zu unterstützen.

免疫細胞の種類の整理
Arten von Immunzellen

免疫細胞の種類の整理をしておきたいと思います。
Ich möchte die Arten von Immunzellen organisieren.

これまでに、T細胞達が免疫機能に活躍していることを書いてきました、が、しかし、T細胞達とは何かといったことについて、言及をしてきませんでした。ここでは、その部分を紐解（ひもと）いていきたいと思います。
Bisher habe ich geschrieben, dass T-Zellen als Immunfunktion aktiv sind. Aber ich habe nicht erwähnt, was T-Zellen sind. Ich möchte diesen Teil hier aufschlüsseln.

人間の血液は、赤血球、白血球、血小板と液体成分の血しょうで成り立っていると学生の頃に理科か化学で習った記憶がある方が多いのではないかと想像しています。その中の、白血球のお話です。
Menschliches Blut besteht aus roten Blutkörperchen, weißen Blutkörperchen, Blutplättchen und dem flüssigen Bestandteil Plasma. Ich kann mir vorstellen, dass viele von Ihnen Erinnerungen daran haben, als Student Naturwissenschaften oder Chemie gelernt zu haben. Dies ist die Geschichte der weißen Blutkörperchen darin.

白血球には、リンパ球、単球（マクロファージ、樹状細胞）、顆粒球（かりゅうきゅう）が含まれています。その中のリンパ球には、Tリンパ球、Bリンパ球、ナチュラル・キラー（NK）細胞が含まれています。その中のTリンパ球には、キラーT細胞やヘルパーT細胞が含まれています。

Leukozyten umfassen Lymphozyten, Monozyten (Makrophagen, dendritische Zellen) und Granulozyten. Zu den darin enthaltenen Lymphozyten gehören T-Lymphozyten, B-Lymphozyten und natürliche Killerzellen (NK). Zu den T-Lymphozyten gehören Killer-T-Zellen und Helfer-T-Zellen.

ここまで、読んでいただければ、これまで、説明してきた、T細胞はTリンパ球と呼ばれていることに気がつきます。胸腺から出てくるのはTリンパ球（T細胞）なんだなぁと認識できれば御の字です。

Wenn Sie bis hierher gelesen haben, werden Sie feststellen, dass die T-Zellen, die wir bisher erklärt haben, T-Lymphozyten genannt werden. Wenn Sie erkennen können, dass es sich um T-Lymphozyten (T-Zellen) handelt, die aus der Thymusdrüse freigesetzt werden, haben Sie Glück.

ヘルパーT細胞とサイトカイン
Helfer-T-Zellen und Zytokine

　ヘルパーT細胞が出すサイトカインの説明を引用します。
　Ich werde die Beschreibung von Zytokinen zitieren, die von Helfer-T-Zellen produziert werden.

　サイトカインは、一つひとつの細胞から分泌されるタンパク質で、細胞間伝達分子と呼ばれているように、様々な情報を運び、その情報によって細胞を活性化させたり、鎮（しず）めたりする役割を果たしています。
　Zytokine sind Proteine, die von einzelnen Zellen ausgeschieden werden, und da sie als interzelluläre Kommunikationsmoleküle bezeichnet werden, tragen sie verschiedene Informationen und spielen entsprechend dieser Informationen eine Rolle bei der Aktivierung oder Beruhigung von Zellen.

　構造や作用によって、いくつもの種類のサイトカインがあることがわかっています。がん細胞と免疫にかんするサイトカインとしては、インターロイキン、インターフェロン、腫瘍壊死因子（しゅようえしいんし）がよく知られています。
　Wir wissen, dass es je nach Struktur und Wirkungsweise verschiedene Arten von Zytokinen gibt. Interleukine, Interferone und Tumornekrosefaktoren sind wohlbekannte Zytokine, die mit Krebszellen und der Immunität in Verbindung stehen.

がん細胞が発見されると、マクロファージや樹状細胞が、がん細胞やその死骸を食べると同時に、どんな種類のがんが発生したのかをT細胞に知らせます。情報を受けたT細胞は興奮し活性化されます。そして、ヘルパーT細胞が、攻撃部隊であるキラーT細胞を目覚めさせ、がん細胞に攻撃を仕掛けるのです。

Wenn Krebszellen gefunden werden, fressen Makrophagen und dendritische Zellen die Krebszellen und ihre toten Körper und teilen gleichzeitig den T-Zellen mit, welche Art von Krebs sich entwickelt hat. Beim Empfang der Information werden die T-Zellen erregt und aktiviert. Die Helfer-T-Zellen erwecken die Killer-T-Zellen, die die angreifende Kraft sind, und greifen die Krebszellen an.

この一連のシステムの仲立ちをしているのが、サイトカインです。IL-2、IL-12などが刺激伝達の役割を果たします。免疫細胞のひじょうに緻密（ちみつ）なシステムがよく言われますが、サイトカインがあってはじめて成り立っているものなのです。

Zytokine vermitteln diese Reihe von Systemen. IL-2, IL-12 etc. spielen eine Rolle bei der Reizweiterleitung. Oft wird von einem sehr dichten System von Immunzellen gesprochen. Möglich wird es jedoch durch Zytokine.

【参考文献】がんを治す医療辞典決定版　最新の現代医学から確かな代替療法まで。
「がん」と闘うための総合辞典
（総監修）帯津良一

ヘルパーT細胞の説明を引用します。
　Ich werde die Beschreibung der Helfer-T-Zellen zitieren.

　免疫の研究が進んで、興味深い事実が数多くわかってきました。その一つが、免疫には「液性免疫」と「細胞性免疫」があるということです。
　Fortschritte in der immunologischen Forschung haben viele interessante Fakten ans Licht gebracht. Eine davon ist, dass es in der Immunität „humorale Immunität" und „zelluläre Immunität" gibt.

　液性免疫は真菌や細菌に対する免疫です。マクロファージや樹状細胞が真菌や細菌を取り込み、その情報をヘルパーT細胞に伝えます。ヘルパーT細胞は二種類あり、この時に活性化するのは２型のヘルパーT細胞（Th2）です。Th2は、IL-4、IL-5、IL-10などを分泌してB細胞などを刺激します。
　Humorale Immunität ist Immunität gegen Pilze und Bakterien. Makrophagen und dendritische Zellen nehmen Pilze und Bakterien auf und geben die Informationen an Helfer-T-Zellen weiter. Es gibt zwei Arten von Helfer-T-Zellen, und Typ-2-Helfer-T-Zellen (Th2) werden zu diesem Zeitpunkt aktiviert. Th2 sondert IL-4, IL-5, IL-10 usw. ab, um B-Zellen und andere zu stimulieren.

細胞性免疫は、がん細胞などに対する免疫です。マクロファージや樹状細胞は、がん細胞を取り込んだのち、１型ヘルパーT細胞（Th1）を活性化させるためのサイトカインであるIL-12を放出します。Th1は、IL-2やインターフェロンγ（IFN-γ）を出して、キラーT細胞やNK細胞を活性化させます。
　Zellvermittelte Immunität ist Immunität gegen Krebszellen. „Makrophagen und dendritische Zellen" verschlingen Krebszellen und setzen dann IL-12 frei, ein Zytokin, das Typ-1-Helfer-T-Zellen (Th1) aktiviert. Th1 sekretiert IL-2 und Interferon-γ (IFN-γ), um Killer-T-Zellen und NK-Zellen zu aktivieren.

　液性免疫と細胞性免疫は、お互いに微妙なバランスを取り合っています。２つの細胞には、一方が高まりすぎると、一方を抑制してしまうという関係があることがわかってきました。
　Humorale und zelluläre Immunität stehen in einem empfindlichen Gleichgewicht zueinander. Es wurde festgestellt, dass es eine Beziehung zwischen den beiden Zellen gibt, bei der, wenn eine zu hoch ist, die andere unterdrückt wird.

　つまり、がん細胞を攻撃する細胞性免疫が十分に働くためには、液性免疫の作用が抑えられなければならないのです。
　Mit anderen Worten, damit die zellvermittelte Immunität, die Krebszellen angreift, ausreichend funktioniert, muss die Wirkung der humoralen Immunität unterdrückt werden.

免疫力は、「液性」「細胞性」を区別することなく全体で「高まる」「低下する」という図式で語られてきましたが、より深く研究していくと、デリケートなバランスがあることがわかってきたのです。

　Die Immunität wurde als Ganzes als „Zunahme" und „Abnahme" beschrieben, ohne zwischen „humoral" und „zellulär" zu unterscheiden. Bei genauerem Studium wurde jedoch klar, dass es ein empfindliches Gleichgewicht gibt.

　免疫が高まるといっても、がんを治療するには、細胞性免疫の方を高めないと意味がないということになります。

　Selbst wenn die Immunität gestärkt wird, ist es sinnlos, Krebs zu behandeln, wenn die zellvermittelte Immunität nicht verstärkt wird.

　そのためには、IL-12やIFN-γというサイトカインの産生で促（うなが）すことが必要となってくるのです。

　Zu diesem Zweck ist es notwendig, die Produktion von Zytokinen wie IL-12 und IFN-γ zu fördern.

【参考文献】がんを治す医療辞典決定版　最新の現代医学から確かな代替療法まで。
「がん」と闘うための総合辞典
（総監修）帯津良一

　読みながら、首を縦（たて）に振りながら「ふ〜ん」って思いました。

　Ich habe beim Lesen "Hmm" gedacht.

専門用語を見ると、読み込む前に「うっ」となって敬遠（けいえん）してしまいがちですが、言っていることは単純で、私達の人体は、真菌や細菌の病気に対しては、２型のヘルパーＴ細胞を介してＢ細胞などを刺激して液性免疫を獲得（かくとく）しています。
　Es ist leicht, sich davor zu scheuen, Fachbegriffe zu lesen, aber was ich sage, ist einfach. Unser menschlicher Körper erwirbt humorale Immunität gegen Pilz- und Bakterienkrankheiten, indem er B-Zellen durch Typ-2-Helfer-T-Zellen stimuliert.

　また、がん細胞やウィルスに感染した細胞（コロナや風邪）の病気に対しては、１型のヘルパーＴ細胞を介してキラーＴ細胞やNK細胞を活性化させて細胞性免疫を獲得（かくとく）しています。
　Darüber hinaus aktiviert es Killer-T-Zellen und NK-Zellen durch Typ-1-Helfer-T-Zellen, um eine zellvermittelte Immunität gegen Krebszellen und virusinfizierte Zellen (Coronavirus und Erkältungen) zu erlangen.

　この２つの免疫機能は絶妙なバランスを保ちながら作用していて、どちらか一方が高まれば、どちらか一方が抑えられる仕組みとなっています。
　Diese beiden Immunfunktionen arbeiten in perfekter Balance, und wenn die eine zunimmt, wird die andere unterdrückt.

このことから、分かってくることは、T細胞が中心になって免疫系を支配していることが見えてきます。
　Daraus können wir erkennen, dass T-Zellen eine zentrale Rolle bei der Steuerung des Immunsystems spielen.

　ここが肝心なところと理解していただけたら御の字です。
　Ich hoffe, Sie können verstehen, dass dies der entscheidende Punkt ist.

　T細胞は胸腺から作られていることが知られていますから、T細胞を安定的に供給できるように胸腺を活性化することができれば、真菌や細菌の病気も、がんやウィルスに感染した細胞の病気（コロナや風邪）も、バランス良く免疫を獲得（かくとく）することが可能になると推測できます。
　Es ist bekannt, dass T-Zellen aus dem Thymus hergestellt werden. Daher wäre es gut, wenn wir den Thymus aktivieren könnten, um für eine stabile Versorgung mit T-Zellen zu sorgen. Dann ist davon auszugehen, dass eine ausgewogene Immunität gegen Pilz- und Bakterienerkrankungen sowie Krebs- und virusinfizierte Zellerkrankungen (Coronavirus und Erkältungskrankheiten) erreicht werden kann.

　がんもコロナも、ほとんどの病気が胸腺から発生するT細胞にかかっていることが見えてきます。胸腺を活性化することさえできれば、怖いものなしとなることが手に取るように推測できるわけです。

Wir können sehen, dass Krebs, Corona und die meisten Krankheiten von T-Zellen abhängen, die von der Thymusdrüse erzeugt werden. Solange Sie die Thymusdrüse aktivieren können, können Sie davon ausgehen, dass es nichts zu befürchten gibt.

自律神経
Autonome Nerven

　自律神経を主軸に免疫機能を調べました。その内容を引用します。
　Wir untersuchten die Immunfunktion mit Fokus auf das vegetative Nervensystem. Ich werde seinen Inhalt zitieren.

　自律神経は本来、心臓や胃腸、呼吸器、血管、汗腺などのはたらきをコントロールしている神経です。脳の指令を受けずに独立してはたらくことから、自律神経と呼ばれています。脳が休んでいる睡眠時間でも、自律神経のコントロールによって心臓は休まずにはたらき続けています。
　Autonome Nerven sind ursprünglich Nerven, die die Funktionen des Herzens, des Magen-Darm-Trakts, des Atmungssystems, der Blutgefäße und der Schweißdrüsen steuern. Es wird autonomes Nervensystem genannt, weil es unabhängig arbeitet, ohne Befehle vom Gehirn zu erhalten. Selbst im Schlaf, wenn das Gehirn ruht, arbeitet das Herz aufgrund der Steuerung des vegetativen Nervensystems ohne Pause weiter.

　自律神経には、交感神経と副交感神経があり、正反対のはたらきをしています。交感神経は運動や緊張をしたときなどに優位になり、心臓の拍動を高め、血管を収縮させ、体を活動的な状態にします。

Das vegetative Nervensystem besteht aus dem sympathischen und dem parasympathischen Nervensystem, die gegensätzliche Funktionen haben. Das sympathische Nervensystem wird bei Belastung und Anspannung dominant, erhöht den Herzschlag, verengt die Blutgefäße und versetzt den Körper in einen aktiven Zustand.

　一方の副交感神経は、休息しているときに優位になる神経で、心拍数を下げ、血管を拡張します。副交感神経がはたらくことで、心身がリラックスし、消化液の分泌や排便が促（うなが）されます。

Die parasympathischen Nerven hingegen sind im Ruhezustand dominant, verlangsamen die Herzfrequenz und erweitern die Blutgefäße. Durch die Arbeit der parasympathischen Nerven werden Geist und Körper entspannt und die Sekretion von Verdauungssäften und der Stuhlgang angeregt.

　白血球は、赤血球とともに血液の重要な成分のひとつです。赤血球が栄養分や酸素を細胞に運び、老廃物や二酸化炭素を回収するという仕事をしています。

Weiße Blutkörperchen sind neben roten Blutkörperchen einer der wichtigsten Bestandteile des Blutes. Rote Blutkörperchen transportieren Nährstoffe und Sauerstoff zu den Zellen und entfernen Abfallprodukte und Kohlendioxid.

一方、白血球は感染やがんから体を守るはたらきをしています。その数は、赤血球が１０００個に対して白血球が１個という割合です。

Andererseits schützen weiße Blutkörperchen den Körper vor Infektionen und Krebs. Das Verhältnis ist 1 weißes Blutkörperchen zu 1000 roten Blutkörperchen.

　白血球の中身を見ると、健康な人では顆粒球がおおむね６割に対して、リンパ球がおおむね４割の割合です。

Betrachtet man den Inhalt der weißen Blutkörperchen, so sind bei einem gesunden Menschen etwa 60 % Granulozyten und etwa 40 % Lymphozyten.

　顆粒球は、真菌や大腸菌、細胞の死骸、カビなどの比較的大きなサイズの異物を食べて処理します。このときに、酸化力の強い物質（活性酸素）を出して異物を破壊します。活性酸素ががんの発生、増殖と大いにかかわっています。

Granulozyten fressen und verarbeiten relativ große Fremdstoffe wie Pilze, E. coli, abgestorbene Zellen und Schimmelpilze. Zu diesem Zeitpunkt werden Substanzen mit starker Oxidationskraft (Aktivsauerstoff) freigesetzt, um Fremdstoffe zu zerstören. Aktiver Sauerstoff ist stark an der Entstehung und dem Wachstum von Krebs beteiligt.

　リンパ球は、ウィルスなど小さな異物を排除するときに活躍します。リンパ球は、異物を「抗原」として認識すると、「抗体」と呼ばれるタンパク質を作り、異物に対して無毒化するようにはたらきかけます。リンパ球には、ナチュラル・

キラー（NK）細胞、T細胞、B細胞などの種類があります。

Lymphozyten sind aktiv bei der Beseitigung kleiner Fremdstoffe wie Viren. Wenn Lymphozyten Fremdstoffe als „Antigene" erkennen, produzieren sie Proteine, die „Antikörper" genannt werden, und arbeiten daran, die Fremdstoffe zu entgiften. Zu den Arten von Lymphozyten gehören natürliche Killerzellen (NK), T-Zellen und B-Zellen.

自律神経と白血球の間には、緊密な関係があります。
Es besteht eine enge Beziehung zwischen autonomen Nerven und weißen Blutkörperchen.

自律神経は、内臓のはたらきを調整するときに神経の末端から神経伝達物質を分泌します。交感神経からはアドレナリンが、副交感神経からはアセチルコリンが出て内臓に緊張やリラックスの指令を出すのです。
Autonome Nerven sezernieren Neurotransmitter aus Nervenenden, um die Funktion innerer Organe zu regulieren. Adrenalin wird von den sympathischen Nerven freigesetzt und Acetylcholin wird von den parasympathischen Nerven freigesetzt, die den inneren Organen Befehle erteilen, um Anspannung und Entspannung zu induzieren.

アドレナリンは、心も体も緊張させます。心臓の鼓動を上げ、血管を収縮させます。逆に、アセチルコリンは、心身をリラックスさせます。消化や吸収、排泄を促進する作用もあります。

Adrenalin macht Geist und Körper angespannt. Erhöht die Herzfrequenz und verengt die Blutgefäße. Umgekehrt entspannt Acetylcholin Körper und Geist. Es fördert auch die Verdauung, Aufnahme und Ausscheidung.

　白血球の顆粒球とリンパ球では、アドレナリンやアセチルコリンに対して違う反応をします。顆粒球はアドレナリンで活発になり、アセチルコリンで活動が抑制されます。リンパ球はその反対です。

　Weiße Blutkörperchen, Granulozyten und Lymphozyten reagieren unterschiedlich auf Adrenalin und Acetylcholin. Granulozyten werden durch Adrenalin aktiviert und durch Acetylcholin gehemmt. Lymphozyten sind das Gegenteil.

　つまり、交感神経が緊張すると、アドレナリンが分泌され顆粒球が反応します。副交感神経が優位になると、アセチルコリンが分泌されてリンパ球が反応します。反応するとは、活性化し、数も増えるということを意味しています。

　Mit anderen Worten, wenn die sympathischen Nerven angespannt werden, wird Adrenalin ausgeschüttet und die Granulozyten reagieren. Wenn der Parasympathikus dominant wird, wird Acetylcholin ausgeschüttet und die Lymphozyten reagieren. Reagieren heißt aktivieren und sich vermehren.

　顆粒球は、外から侵入してきた比較的大きな異物を攻撃する細胞です。つかまえて溶かしてしまう攻撃パターンをもっ

ていますが、このときに武器として使うのが活性酸素です。

Granulozyten sind Zellen, die relativ große Fremdstoffe angreifen, die von außen eingedrungen sind. Es hat ein Angriffsmuster aus Fangen und Schmelzen, aber es verwendet aktiven Sauerstoff als Waffe.

活性酸素はひじょうに不安定な酸素のことで、安定するために周りの分子から電子を奪い取ります。電子が奪われた分子は、酸化という現象を起こし、一気に活性を失ってしまいます。さびてボロボロになってしまうのです。この性質を利用して、顆粒球は異物を処理しています。

Reaktiver Sauerstoff ist Sauerstoff, der so instabil ist, dass er Elektronen von umgebenden Molekülen stiehlt, um ihn zu stabilisieren. Moleküle, denen Elektronen entzogen wurden, unterliegen einem Phänomen namens Oxidation und verlieren ihre Aktivität auf einmal. Es rostet und fällt auseinander. Mit dieser Eigenschaft verarbeiten Granulozyten Fremdstoffe.

交感神経が緊張して顆粒球が多くなると、活性酸素の量も増えてきます。

Wenn das sympathische Nervensystem angespannt wird und die Anzahl der Granulozyten zunimmt, nimmt auch die Menge an aktivem Sauerstoff zu.

通常、活性酸素は酵素によって除去されますが、酵素の能力を超えて発生した活性酸素は、あたりかまわず攻撃を仕掛けます。細胞が酸化し、DNAも傷つけられます。そのことが、細胞のがん化につながります。がん細胞が増殖していく原因にもなっているのです。

Normalerweise wird aktiver Sauerstoff durch Enzyme entfernt, aber aktiver Sauerstoff, der über die Fähigkeit von Enzymen hinaus erzeugt wird, greift unabhängig von der Umgebung an. Zellen werden oxidiert und DNA wird beschädigt. Dies führt zur Zellkarzinogenese. Es bewirkt auch, dass Krebszellen wachsen.

活性酸素は、呼吸や細胞の新陳代謝によっても発生しますが、顆粒球が発するものがかなりの割合を占めるといわれています。つまり、顆粒球が増えれば増えるほど、がんは発生しやすくなります。

Aktiver Sauerstoff wird auch durch die Atmung und den Zellstoffwechsel erzeugt. Allerdings soll der von Granulozyten emittierte aktive Sauerstoff einen erheblichen Anteil ausmachen. Mit anderen Worten, je mehr Granulozyten vorhanden sind, desto wahrscheinlicher entwickelt sich Krebs.

がん治療のためには、顆粒球を増やさないようにしたほうがいいということになります。顆粒球が増えるということは、相対的にリンパ球が減ることを意味します。

Für die Krebsbehandlung ist es besser, die Granulozyten nicht zu erhöhen. Eine Zunahme der

Granulozyten bedeutet eine relative Abnahme der Lymphozyten.

　顆粒球が増えることで、活性酸素による細胞のがん化が進み、がん細胞を排除するリンパ球の減少によって免疫力が下がるのですから、がん細胞にとっては最高に生きやすい環境といってもいいでしょう。

Wenn Granulozyten zunehmen, werden Zellen aufgrund von aktivem Sauerstoff krebsartig, und Lymphozyten, die Krebszellen eliminieren, nehmen ab und schwächen das Immunsystem.

　つまり、がんを治すには、活性酸素を発生させる顆粒球を少なくし、がんを排除しようとはたらくリンパ球を増やし、がん細胞が生きにくい環境を作ればいいわけです。

Mit anderen Worten, um Krebs zu heilen, ist es notwendig, die Anzahl der Granulozyten zu reduzieren, die aktiven Sauerstoff erzeugen, und die Anzahl der Lymphozyten zu erhöhen, die versuchen, Krebs zu eliminieren, wodurch eine Umgebung geschaffen wird, in der Krebszellen nicht überleben können.

がんを引き起こす要因。
Faktoren, die Krebs verursachen.

・はたらきすぎの寝不足さん
・Schlafmangel durch Überarbeitung

睡眠をしっかりとれている場合は良いのですが、3〜4時間の睡眠で、はたらき続けている人は、顆粒球の数が異常に多くなってしまい、活性酸素の量も増え、細胞の酸化が進みます。注意が必要です。

　Es ist gut, wenn Sie gut schlafen, aber bei Menschen, die mit 3 bis 4 Stunden Schlaf weiterarbeiten, steigt die Anzahl der Granulozyten abnormal an, die Menge an aktivem Sauerstoff nimmt zu und die Oxidation der Zellen wird fortschreiten. Du solltest vorsichtig sein.

・心の悩み
・Sorgen des Herzens

　不安や悩みや悲しみといったストレスは、脳の大脳辺緑系で感知され、視床下部へ伝えられます。

　Stress wie Angst, Sorge und Traurigkeit wird im limbischen System des Gehirns wahrgenommen und an den Hypothalamus weitergeleitet.

　視床下部は、自律神経や内分泌などのコントロールを司る場所です。視床下部は、ストレス刺激を受けて、アドレナリンやノルアドレナリンを分泌させ、交感神経の緊張状態を作り出します。

　Der Hypothalamus ist ein Ort, der das vegetative

Nervensystem und endokrine steuert. Wenn der Hypothalamus einen Stressreiz erhält, schüttet er Adrenalin und Noradrenalin aus, wodurch ein Zustand sympathischer Nervenspannung entsteht.

　その結果、心拍や呼吸が早まり、血圧が上がります。不安なことがあると、心拍が速くなるという体験はどなたにもあるのではないでしょうか。

Infolgedessen beschleunigen sich Ihre Herzfrequenz und Atmung und Ihr Blutdruck steigt. Wir alle wissen, dass Angst Ihr Herz schneller schlagen lässt.

　顆粒球を増やし、リンパ球を減らし、血流を悪くさせるという、がんを発生させ、増殖させる環境をもたらすのです。

Indem es die Anzahl der Granulozyten erhöht, die Anzahl der Lymphozyten verringert und den Blutfluss beeinträchtigt, schafft es ein Umfeld für die Entwicklung und Vermehrung von Krebs.

　がん細胞の増殖を抑制し、治療にもって行くためには、リンパ球を増やして免疫力を上げなければなりません。

Um das Wachstum von Krebszellen zu unterdrücken und sie zur Behandlung zu bringen, ist es notwendig, die Lymphozyten zu erhöhen und die Immunität zu stärken.

　リンパ球は副交感神経を優位にすることで増やすことができます。

Lymphozyten können erhöht werden, indem die parasympathischen Nerven dominant gemacht werden.
【参考文献】がんを治す医療辞典決定版　最新の現代医学から確かな代替療法まで。
「がん」と闘うための総合辞典
（総監修）帯津良一

顆粒球（かりゅうきゅう）とは
Was sind Granulozyten

　細胞の中に殺菌作用のある成分を含んだ「顆粒」を持つ白血球の総称です。好中球、好酸球、塩基球の3種類に分けられます。
　Es ist ein allgemeiner Begriff für weiße Blutkörperchen, die "Körnchen" aufweisen, die Komponenten mit bakterizider Wirkung in den Zellen enthalten. Sie werden in drei Typen eingeteilt: Neutrophile, Eosinophile und Basophile.
【参考文献】国立研究開発法人国立がん研究センターのホームページ

　読みながら、首を縦（たて）に振りながら「ふ〜ん」て思いました。
　Ich habe beim Lesen "Hmm" gedacht.

　交感神経も副交感神経も、２種類のヘルパーT細胞と同様にお互いのバランスをとりながら作用し合っているんだなぁと思えたらいいのかなと思いました。
　Ich dachte, es wäre schön zu glauben, dass Sympathikus und Parasympathikus zusammenarbeiten und sich gegenseitig ausgleichen, genau wie zwei Arten von Helfer-T-Zellen.

おそらく、どちらも必要で、バランスよく生活することが求められていると私は解釈しました。昼間は交感神経優位の状態で活動して、夜間は副交感神経を優位にして睡眠することを心がければバランスが良い生活サイクルになるのではないかと思います。

Ich interpretiere, dass vielleicht beides notwendig ist und ein ausgewogenes Leben erforderlich ist. Ich denke, wenn Sie versuchen, tagsüber mit dem sympathischen Nervensystem zu schlafen und nachts mit dem parasympathischen Nervensystem zu schlafen, werden Sie einen ausgeglichenen Lebenszyklus haben.

と、ここまででしたら、今までの、調査と変わりがなかったのですが、ついに、見つけました。どうすれば、免疫力が上がったと証拠として提示できるのか、いわば判断できる、評価対象物とは何か、その数値データはどうすれば得られるのか。その判断基準が見えてきました。

Endlich habe ich es gefunden. Wie kann ich es als Beweis dafür vorlegen, dass sich meine Immunität erhöht hat? Mit anderen Worten, was ist der Bewertungsgegenstand, der beurtoilt werden kann? Wie erhalte ich die numerischen Daten? Ich habe die Kriterien dafür gefunden.

自律神経免疫療法の評価基準。
Bewertungskriterien für die Immuntherapie des autonomen Nervensystems.

治療はリンパ球の数や白血球のなかに占める割合をチェックして、効果を確認しながら進められます。
Die Behandlung wird durchgeführt, während die Anzahl der Lymphozyten und der Prozentsatz der weißen Blutkörperchen überprüft werden, um die Wirkung zu bestätigen.

　健康な人の場合、血液１mm³（立方ミリメートル）あたり２３００〜２６００個くらいのリンパ球が含まれています。
Bei einem gesunden Menschen enthält 1 mm³ (Kubikmillimeter) Blut etwa 2300 bis 2600 Lymphozyten.

　２０００個くらいが下限で、これ以下になると免疫力が低下して病気になりやすくなると言われています。
Ungefähr 2.000 ist die untere Grenze, und es wird gesagt, dass wenn die Zahl darunter liegt, das Immunsystem geschwächt wird und die Menschen anfälliger für Krankheiten werden.

　がん患者は１５００個でも相当いいほうです。１５００個以下、抗がん剤などの治療を受けていると１０００個程度、それ以下になっている場合もあるといいます。
Für Krebspatienten ist sogar eine Lymphozytenzahl von 1500 ziemlich gut. Im Fall von Krebspatienten beträgt die Anzahl der Lymphozyten 1.500 oder weniger, und es wird gesagt, dass die Anzahl im Fall von Behandlungen wie Antikrebsmitteln etwa 1.000

oder sogar weniger beträgt.

　自律神経免疫療法では、リンパ球を２０００個程度にまで回復させるのが目標です。２０００個を超えてくると免疫力がじわじわと力をつけてくるのです。
Ziel der Immuntherapie des autonomen Nervensystems ist es, die Anzahl der Lymphozyten auf etwa 2000 wiederherzustellen. Wenn es 2000 überschreitet, gewinnt die Immunkraft allmählich an Stärke.

【参考文献】がんを治す医療辞典決定版　最新の現代医学から確かな代替療法まで。
「がん」と闘うための総合辞典
（総監修）帯津良一

　これが欲しかった。これです。私が調べたかったこと。
Ich wollte das. Dies. was ich herausfinden wollte.

　これを軸に愛と友情のエネルギーの使い方の評価をしていけばいいんだなってことがわかりました。
Ich erkannte, dass ich in der Lage sein sollte, auf dieser Grundlage zu beurteilen, wie ich die Energie der Liebe und Freundschaft nutzen kann.

　これをお読みの読者で、身近にがん患者様がいる場合、早急に愛と友情のエネルギーの使い方を試してみる価値がございます。
Wenn Sie dies lesen und einen Krebspatienten in Ihrer Nähe haben, lohnt es sich, so schnell wie möglich zu versuchen, die Energie der Liebe und Freundschaft zu nutzen.

私は、これから、私なりの研究を進めていきたいと考えております。
　Ich möchte ab sofort meine eigene Forschung fortsetzen.

　が、しかし、今すぐ結果が出せるものでもございません。
　Es ist jedoch nicht etwas, das sofort Ergebnisse liefern kann.

　臨床試験と呼ばれる類のものをクリアしなければ医学的に認められたことにならないからです。
　Dies liegt daran, dass es medizinisch nicht anerkannt wird, es sei denn, es klärt eine sogenannte klinische Studie.

　ですから、一朝一夕で達成できるようなものではございません。
　Daher ist es nicht etwas, das über Nacht erreicht werden kann.

胸腺（きょうせん）のまとめ
Zusammenfassung von Thymus

　愛と友情のエネルギーの使い方に医学的根拠はあるのか、その問いに答えると、愛の力により免疫機能への効果を期待する声が医学者の中から現れてきている事実を鑑（かんが）みても、人間の免疫機能を司る主要器官である胸腺がハートの中心あたりに潜んでいる事実を鑑（かんが）みても、これからの研究の余地があると結論づけます。

　Gibt es eine medizinische Grundlage für die Nutzung der Energie der Liebe und Freundschaft? Ich werde diese Frage beantworten. Es ist eine Tatsache, dass einige medizinische Wissenschaftler erwarten, dass die Kraft der Liebe eine Wirkung auf das Immunsystem haben wird. Darüber hinaus ist die Thymusdrüse, das Hauptorgan, das die menschliche Immunfunktion steuert, im Zentrum des Herzens verborgen. Wir schließen daraus, dass es Raum für weitere Forschung gibt.

また。未解決の問題として愛と友情のエネルギーの使い方をすることにより医学的に胸腺に刺激が与えられ、免疫機能を司るT細胞などに影響を与え、人間の免疫機能がアップする事象の確認と証明がされていない事実がございます。

Außerdem gibt es ein offenes Problem. Gegenwärtig gibt es keinen medizinischen Beweis dafür, dass die Nutzung der Energie der Liebe und Freundschaft die Thymusdrüse stimuliert, T-Zellen beeinflusst, die die Immunfunktion kontrollieren, und die menschliche Immunfunktion verbessert.

今後の課題として、愛と友情のエネルギーの使い方をする前とした後の血液を採取して免疫機能にどれだけの影響が現れて、どれだけの効果が得られるのか、また、継続的に半年間、3年間と、愛と友情のエネルギーの使い方をした場合の結果をみて、どれだけの影響が現れて、どれだけの効果が得られるのか、調査できれば、医学的に免疫力を高める手法として証明されることになるのではないかと期待しています。

Zukünftige Aufgaben. Wie viel Wirkung kann das Immunsystem durch Blutentnahmen vor und nach der Nutzung der Energie der Liebe und Freundschaft haben? Wie viel Wirkung kann auch erzielt werden, wenn man das Ergebnis sieht, wenn man die Energie der Liebe und Freundschaft kontinuierlich für ein halbes Jahr bis drei Jahre verwendet? Ich hoffe, wenn wir es untersuchen können, wird es medizinisch als Methode zur Steigerung der Immunität bewiesen.

期待通りの結果が得られますと既存治療法などと併用して、がん治療に活かせる可能性を秘めているのではないかと推論づけています。
　Wenn die erwarteten Ergebnisse erzielt werden können, wird spekuliert, dass es eine versteckte Möglichkeit gibt, dass es in der Krebsbehandlung in Kombination mit bestehenden Behandlungsmethoden eingesetzt werden kann.

　もし、愛と友情のエネルギーの使い方に医学的なエビデンスや、科学的なエビデンスがあることが証明されてまいりますと福島県でがんに怯えながら暮らしている人々の不安を少しでも軽減することが出来るようになるのではないかと期待して、この文書を締めくくらせていただきたいと思います。
　Wenn nachgewiesen wird, dass es medizinische Beweise und wissenschaftliche Beweise dafür gibt, wie man die Energie der Liebe und Freundschaft nutzt, wird es möglich sein, die Angst der Menschen mit Krebs in der Präfektur Fukushima zu lindern. Ich hoffe, dass dies möglich sein wird.

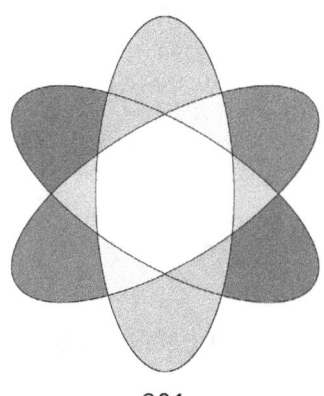

胸腺の活性化を体感した話
Eine Geschichte über das Erleben der Aktivierung der Thymusdrüse

　上昇気流（アセンション）体験や覚醒体験を経て思うことがあります。

　Es gibt Dinge, über die ich nachdenke, nachdem ich eine Erfahrung mit aufsteigender Strömung (Aufstieg) und eine Erfahrung des Erwachens gemacht habe.

　アセンションのクライマックスあたりに起こる現象の一つに胸腺（きょうせん）の活性化があります。肌感覚で体感できるレベルで胸腺の活性化が起こります。

　Eines der Phänomene, das um den Höhepunkt des Aufstiegs herum auftritt, ist die Aktivierung der Thymusdrüse. Die Aktivierung des Thymus erfolgt auf einer Ebene, die durch die Haut gefühlt werden kann.

　その時の現象を文字にすると、熱く滾（たぎ）る胸の中心と言いますか、心臓の少し上あたりに蝶（ちょう）のような蝶番（ちょうつがい）のようなイメージのエネルギー体を感じました。そのことを翼（つばさ）と表現しても良いかもしれません。熱く滾（たぎ）る日の鳥と表現しても過言ではないかもしれません。

　Wenn ich das damalige Phänomen in Worte fassen müsste, würde ich sagen, dass ich einen Energiekörper mit dem Bild eines „Schmetterlings" wie ein „Scharnier" in der Mitte meines Herzens etwas über meinem Herzens gespürt habe. Man könnte es Flügel nennen. Es ist vielleicht nicht übertrieben, ihn als einen Vogel einer brennenden heißen Sonne zu bezeichnen.

　その胸腺の感覚を感じた時に、小４と言う言葉が連想されました。その頃の感覚を思い出して、あの頃の感覚って一番正しかった気がするなぁ。そして、一番良かった気がするなぁ。と思い返すのでした。男女の別がそれほど大きくなかった頃の感覚です…みんなが友達だった頃の感覚です。

Als ich dieses Gefühl in meiner Thymusdrüse spürte, kam mir der Ausdruck „Viertklässler" in den Sinn. Ich erinnere mich an das Gefühl, das ich hatte, als ich in der vierten Klasse war, und ich denke, dass das Gefühl, das ich damals hatte, am richtigsten war. Und ich erinnerte mich, dass ich fühlte, dass es das Beste war. Das Gefühl, als der Unterschied zwischen Männern und Frauen noch nicht so groß war. Es fühlt sich an, als wären wir alle Freunde gewesen.

胸腺が一生涯のうちで一番活性化される時期は小学４年生頃をピークにするのだそうです。小４をピークに胸腺は生涯をかけて７０歳くらいまで萎縮し続けていくそうです。小４と連想された体験と一致していてビックリしました。小４を年齢に換算すると１０歳です。

　Es scheint, dass die Zeit, in der die Thymusdrüse im Leben am stärksten aktiviert ist, etwa in der vierten Klasse der Grundschule ihren Höhepunkt erreicht. Es wird gesagt, dass die Thymusdrüse für den Rest des Lebens verkümmert und ihren Höhepunkt in der vierten Klasse der Grundschule bis etwa zum Alter von 70 Jahren erreicht. Ich war überrascht, als ich feststellte, dass es der Erfahrung entsprach, die mit der „vierten Klasse der Grundschule" verbunden ist. Ein Viertklässler in der Grundschule ist 10 Jahre alt.

【参考文献】wikipedia調べ　https://ja.wikipedia.org/wiki/%E8%83%B8%E8%85%BA

　そう言われてみれば、あの頃を過ぎたあたりくらいから、男女の差が肉体的にも精神的にも大きく現れてきて、気が付いたら、大きな別が生まれていたなぁ。と…

　Wenn ich darüber nachdenke, begann der Unterschied zwischen Männern und Frauen, sowohl körperlich als auch geistig, nach dieser Zeit zu erscheinen. …

　そんなことあったなぁ…と、思いを巡らすのでした。
　Ich erinnerte mich an so etwas.

あの頃って、怪我（けが）をしても治りが良かった記憶があります。あれは、胸腺のおかげだったんだぁ。と思い返すのでした。

Damals erinnere ich mich, dass selbst wenn ich verletzt war, es gut verheilt war. Das war der Thymusdrüse zu verdanken. Ich erinnerte mich.

また、上昇気流（アセンション）体験や覚醒体験をして、胸腺が活性化されてまいりますと、まるで、子供の心を取り戻したかのような感覚を味わえます。

Wenn die Thymusdrüse durch die Erfahrung des aufsteigenden Luftstroms (Aufstieg) und die Erfahrung des Erwachens aktiviert wird, können Sie sich außerdem fühlen, als ob Sie den Geist eines Kindes wiedererlangt hätten.

子供の頃の感覚をリアルに味わえるような感覚です。
Es ist ein Gefühl, dass man das Gefühl der Kindheit wirklich schmecken kann.

純真な心と言いますか、なんでも楽しむ感覚と言いますか、いつも愉快（ゆかい）で楽しんでいるような、いつも笑っているような、ひじょうに良い、豊（ゆた）かな感覚を味わえます。

Man kann sagen, es ist ein unschuldiges Herz, oder man kann sagen, es ist ein Gefühl, alles zu genießen, es ist ein sehr gutes und reiches Gefühl, dass man immer glücklich ist und sich amüsiert und immer lächelt.

現代の社会に不満を抱いていて、報われていない感覚や、救われていない感覚を、お持ちの方がいらっしゃいましたら、ぜひ、一度、この感覚を味わってみてはいかがでしょうか。

Wenn Sie mit der modernen Gesellschaft unzufrieden sind und das Gefühl haben, unbelohnt zu sein, warum probieren Sie dieses Gefühl nicht einmal aus?

その感覚を味わえれるようになってまいりますと、ものの見方や考え方が一新されていって、満足して生きていける。そんな人生に変換していただけたら幸いです。

Wenn Sie in der Lage sind, dieses Gefühl zu genießen, werden Ihre Perspektive und Ihre Denkweise erneuert, und Sie werden in der Lage sein, zufrieden zu leben. Ich würde es begrüßen, wenn Sie es in ein solches Leben umwandeln könnten.

血液検査の結果から見る、表の事情と裏の事情
Bluttestergebnisse.

　喜びの束（つか）の間、血液検査で見えてきた数値をピックアップします。血液検査の過去データ
　Ich werde die Zahlen abholen, die im Bluttest gesehen wurden. Historische Bluttestdaten

採取日付 採取時間 伝票名	2016/05/10	2022/02/16 検体検査	2022/03/09 検体検査	2022/05/18 検体検査
WBC	6120	5240	5450	6780
RBC	563	550	565	552
Hgb	16.0	16.3	16.6	15.5
Hct	47.0	49.0	49.7	46.8
MCV	83	89	88	85
MCH	28.4	29.6	29.4	28.1 L
MCHC	34.0	33.3	33.4	33.1
PLT	24.9	31.9	34.7	37.9
白血球像				
Baso	0.3	0.6	0.7	0.6
Eosino	7.7 H	4.4	8.4 H	3.4
Stab				
Seg				
Neutro	62.3	53.4	46.0	62.7
Lympho	18.8	35.7	39.6	26.7
Mono	10.9 H	5.9	5.3	6.6
その他1	0.0	0.0	0.0	0.0
その他2	0.0	0.0	0.0	0.0
EBL	0.0	0.0	0.0	0.0
リンパ球（実数）	1150.0 L	1870.0 L	2160.0	1810.0 L
好中球（実数）	3810.0	2800.0	2500.0	4250.0
LD/IFCC		148	142	153
CK	83	436 H	90	166
BUN	15.3	11.6	11.9	18.0
CRE	0.91	0.93	0.91	0.84
UA		6.7	5.8	6.0
Na	142	142	142	142
K	3.9	3.9	3.7	3.7
Cl	102	106	105	104
HDL-C		43	40	38 L
LDL-C		172 H	195 H	197 H

２０２２年２月１６日、この日が初めて健康診断で再受診を促され掛かりつけの病院で受信した日です。この日に心臓のエコー検査などを受けて異常なしの診断を受けました。この時に、LDL-C、いわゆるLDLコレステロールの値が高いから、下げる努力をしていきましょうと告げられた日となります。

　Der 16. Februar 2022 ist der Tag, an dem ich zum ersten Mal wieder zu einer medizinischen Untersuchung aufgefordert wurde und diese in meinem Familienkrankenhaus erhielt. An diesem Tag wurde er einem Echokardiogramm des Herzens unterzogen und es wurden keine Anomalien diagnostiziert. Zu diesem Zeitpunkt wurde mir gesagt, dass mein LDL-C, das sogenannte LDL-Cholesterin, hoch sei und ich versuchen sollte, es zu senken.

２０２２年３月９日、この日が、１回目の経過観察日です。数値が悪化しているのがわかります。この当時、それまで毎日の日課だった晩酌を１ヶ月絶ったんだから大丈夫と、まぁまぁ軽い認識をしておりました。が、しかし、結果が出て、考え方を改める方向へと促されていきます。そして、栄養士の方からのアドバイスもあり、適度な運動、ウォーキングをする習慣を身につけていき、食事療法も取り入れていきました。

　9. März 2022, dieser Tag ist der 1. Übergangsbeobachtungstag. Sie können sehen, dass die Zahlen schlechter werden. Damals dachte ich, es wäre in Ordnung, weil ich einen Monat lang aufgehört hatte, Getränke zu trinken, was meine tägliche Routine war. Die Ergebnisse kommen jedoch heraus, und ich werde aufgefordert, meine Denkweise zu ändern. Dann, mit dem Rat eines Ernährungsberaters, gewöhnte ich mir an, mich mäßig zu bewegen und zu gehen, und nahm auch eine Diättherapie an.

２０２２年５月１８日、この日が、２回目の経過観察日です。個人的には自信がありましたが、しかし、結果は脆くも更なる悪化が認められ、なんでだ？なんでだ？あれだけやったのにって思うような結果でした。この当時、血液検査の結果は悪化しておりますが、体重が激減していたこともあって、主治医の先生から、努力の跡が見られるので薬は処方せず経過観察をして見ましょうと言われ、３ヶ月後に診て見ましょうと言う話でこの日は終わりました。

　18. Mai 2022, dieser Tag ist der zweite Übergangsbeobachtungstag. Ich persönlich war zuversichtlich, aber die Ergebnisse waren noch schlimmer, warum? Wieso den? Es war ein Ergebnis, dass ich dachte, ich hätte so viel getan. Die Ergebnisse des Bluttests werden immer schlechter, aber da ich stark abgenommen habe, sagte mir mein Arzt, ich solle den Fortschritt beobachten, ohne Medikamente zu verschreiben. Und der Tag endete mit der Geschichte, in 3 Monaten zum Arzt zu gehen.

また、栄養士さんからのアドバイスで、袋とじインスタントラーメンの調理法で、それまでは、スープと具材（キャベツなど）と一緒に麺を茹でて、そのまま召し上がっていましたが、麺をスープとは別で茹でて湯切りしていただく方法を提案され、試して見たところ、あのこってりなラーメンが、あっさりラーメンへと変貌する調理法を教えていただいて、これならイケると、俄然やる気になっていたのを思い出します。

Ich habe mich von meiner Ernährungsberaterin beraten lassen. Es ist eine Kochmethode von "Instant-Nudeln in einer Tüte". Bis dahin wurden die Nudeln zusammen mit der Suppe und den Zutaten (Kohl usw.) gekocht und so gegessen. Allerdings riet mir die Ernährungsberaterin, die Nudeln getrennt von der Suppe zu kochen und das heiße Wasser abzulassen. Als ich es probierte, verwandelte sich dieses reichhaltige Ramen in ein leichtes Ramen. Ich erinnere mich, dass ich plötzlich motiviert war.

また、運動のウォーキングも、運動公園にある野球場の周りをグルグル回る方法から、景色を観察しながら歩くウォーキング、例えるならば、図書館まで歩いていって、図書館でクールダウンしながら読書して、良い感じになってきたらウォーキングを再開して家に帰るという方法を工夫しながら始めました。

　Außerdem änderte ich meine Gehübungen vom Gehen um das Baseballfeld im Sportpark zum Gehen, während ich die Landschaft beobachtete. Sie können zum Beispiel in die Bibliothek gehen, sich beim Lesen abkühlen und wenn Sie sich gut fühlen, nach Hause gehen.

　同じ場所をグルグル回るウォーキングは目的がないから飽きてしまいますが、本を読みたいと目的を作って、動機付けて歩くウォーキングであれば意外と楽しめることに気がついたのでした。

　Im Kreis um denselben Ort zu gehen ist langweilig, weil es keinen Zweck hat, aber ich habe festgestellt, dass das Gehen mit der Motivation, ein Buch zu lesen, überraschend angenehm sein kann.

　その中でも、半分歩けたらパイナップルジュースを飲んで良しとか、色々なご褒美を自分に与えたり、やり方を工夫していきました。

　Unter anderem gab ich mir selbst verschiedene Belohnungen, wie das Trinken von Ananassaft, wenn ich die halbe Strecke gehen konnte, und entwickelte Wege, dies zu tun.

２０２２年８月１０日
10. August 2022

　そして、満を持して迎えた２０２２年８月１０日。結果が出ました。LDLコレステロールと書かれている場所を観察していただければ、LDLコレステロールの値が下がっていっているのがわかるかと思います。

　Und der 10. August 2022, der voll und ganz begrüßt wurde. Ich habe Ergebnisse. Wenn Sie die Stelle beobachten, an der LDL-Cholesterin geschrieben steht, werden Sie sehen, dass der Wert des LDL-Cholesterins abnimmt.

No	検査項目	結果	下限値	上限値	コメント	コメント2	単位名称
1	白血球数	5590	3500	9700			/MCL
2	赤血球数	533	M438	577			マン/MCL
3	血色素量	15.0	M13.6	18.3			G/DL
4	ヘマトクリット	46.2	M40.4	51.9			%
5	MCV	87	M 83	101			FL
6	MCH	28.1 L	M28.2	34.7			PG
7	MCHC	32.5	M31.8	36.4			%
8	血小板数	29.9	14.0	37.9			マン/MCL
9	白血球像						
10	好塩基球	0.5	0.0	2.0			%
11	好酸球	5.0	0.0	7.0			%
12	桿状核球		0.0	19.0			%
13	分葉核球		27.0	72.0			%
14	好中球	45.2	42.0	74.0			%
15	リンパ球	42.9	18.0	50.0			%
16	単球	6.4	1.0	8.0			%
17	その他1	0.0		0.0			%
18	その他2	0.0	0.0	0.0			%
19	赤芽球	0.0		0.0			/100WBC
20	リンパ球（実数）	2400.0		GT 2000			/MCL
21	好中球（実数）	2520.0					/MCL
22	LD/IFCC	136	120	245			U/L
23	CK	109	M 50	230			U/L
24	尿素窒素	14.6	8.0	20.0			MG/DL
25	クレアチニン	0.93	M 0.65	1.09			MG/DL
26	尿酸	6.7	M 3.6	7.0			MG/DL
27	ナトリウム	142	135	145			MEQ/L
28	カリウム	4.1	3.5	5.0			MEQ/L
29	クロール	108	98	108			MEQ/L
30	総コレステロール	212	150	219			MG/DL
31	中性脂肪	206 H	50	149			MG/DL
32	HDLコレステロール	40	M 40	80			MG/DL
33	LDLコレステロール	155 H	70	139			MG/DL

しかし、注意点があります。栄養士さんからのご指摘がありました。ウォーキングの時どんなドリンクを飲まれていますか？と問われたので、即答でパイナップルジュースです。って答えました。すると、栄養士さんの方が合点がいかれたようで「それだ」って言われました。僕は目が飛び出るように驚きました。笑。

　Es gibt jedoch eine Einschränkung. Ich wurde von einer Ernährungsberaterin beraten. Welche Art von Getränk trinkst du, wenn du spazieren gehst? Ich wurde gefragt, also ist die sofortige Antwort Ananassaft. Ich antwortete. Dann schien der Ernährungsberater verwirrt zu sein und sagte: "Das ist die Ursache." Ich war so überrascht, dass mir die Augen herausfielen.

　どうやら、甘いドリンクを飲むと中性脂肪が高くなるんだそうです。そこで、ウォーキングの際は、完全にパイナップルジュースを辞めるのは大変だろうから、お茶や麦茶などと交互に飲んでくださいねって愛嬌（あいきょう）の意をいただきました。

　Anscheinend erhöht das Trinken von süßen Getränken "Neutralfett". Daher war es beim Gehen schwierig, Ananassaft vollständig aufzugeben, also wurde mir gesagt, ich solle das Trinken abwechselnd mit Tee oder Gerstentee trinken.

と、目に見えるお話はここまでとして、ここからは、思いっきり常識を吹っ飛ばしたようなお話をしてまいります。

Also, ich werde die sichtbare Geschichte bis zu diesem Punkt belassen und von hier an werde ich über eine Geschichte sprechen, die den gesunden Menschenverstand umhauen wird.

２０１９年７月１０日より、クリスタルヒーリングを伝授され、毎日のようにように執り行っていった結果、半年後にアセンションを体験しました。それ以来、毎日のようにアセンションさせる日々を過ごしていき、２０２２年５月中旬頃、恐怖体験を伴（ともな）う覚醒体験をしました。覚醒体験へと移り進む過程にて、たまたま血液検査をしていたわけでした。

Ab dem 10. Juli 2019 wurde mir Kristallheilung beigebracht, und als Ergebnis der fast täglichen Durchführung erlebte ich ein halbes Jahr später den Aufstieg. Seitdem verbrachte ich meine Tage fast jeden Tag damit, aufzusteigen, und etwa Mitte Mai 2022 hatte ich ein Erwachenserlebnis, das von einem beängstigenden Erlebnis begleitet wurde. Während ich zur Erfahrung des Erwachens überging, hatte ich zufällig einen Bluttest.

では、２０２２年５月１８日の資料を見てまいりましょう。

Werfen wir einen Blick auf die Materialien für den 18. Mai 2022.

２０２２年５月１８日、血液検査の結果
18. Mai 2022. Bluttestergebnisse.

No	検査項目	結果	下限値	上限値	コメント	コメント2	単位名称
1	白血球数	6780	3500	9700			/MCL
2	赤血球数	552	M438	577			マン/MCL
3	血色素量	15.5	M13.6	18.3			G/DL
4	ヘマトクリット	46.8	M40.4	51.9			%
5	MCV	85	M 83	101			FL
6	MCH	28.1	L	M28.2	34.7		PG
7	MCHC	33.1	M31.8	36.4			%
8	血小板数	37.9	14.0	37.9			マン/MCL
9	白血球像						
10	好塩基球	0.6	0.0	2.0			%
11	好酸球	3.4	0.0	7.0			%
12	桿状核球		0.0	19.0			%
13	分葉核球		27.0	72.0			%
14	好中球	62.7	42.0	74.0			%
15	リンパ球	26.7	18.0	50.0			%
16	単球	6.6	1.0	8.0			%
17	その他1	0.0		0.0			%
18	その他2	0.0		0.0			%
19	赤芽球	0.0		0.0			/100WBC
20	リンパ球（実数）	1810.0 L			GT 2000		/MCL
21	好中球（実数）	4250.0					/MCL
22	LD/IFCC	153	120	245			U/L
23	CK	166	M 50	230			U/L
24	尿素窒素	18.0	8.0	20.0			MG/DL
25	クレアチニン	0.84	M 0.65	1.09			MG/DL
26	尿酸	6.0	M 3.6	7.0			MG/DL
27	ナトリウム	142	135	145			MEQ/L
28	カリウム	3.7	3.5	5.0			MEQ/L
29	クロール	104	98	108			MEQ/L
30	総コレステロール	241 H	150	219			MG/DL
31	中性脂肪	125	50	149			MG/DL
32	HDLコレステロール	38 L	M 40	80			MG/DL
33	LDLコレステロール	197 H	70	139			MG/DL

この当時は、まだ、覚醒体験はしておりません。が、しかし、覚醒体験へと移り進む過程であったことは間違いありません。いわゆる、恐怖体験真（ま）っ只中（ただなか）の頃だったと思い返します。正確には２０２２年５月２７日に堪（たま）り兼（か）ねて病院に縋（すが）っていっていますし、２０２２年５月２１日の頃には当時ネット販売していた天然石ショップを閉じる決断をした閉店クーポンを発行している形跡があるので、おそらく、時期的に、かごめの話などが現れていた頃だと推測しています。

　Zu diesem Zeitpunkt habe ich das Erwachen noch nicht erlebt. Es besteht jedoch kein Zweifel, dass es ein Prozess des Übergangs zu einer Erfahrung des Erwachens war. Ich erinnere mich, dass ich mitten in einem sogenannten Angsterlebnis war. Um genau zu sein, am 27. Mai 2022 sitze ich im Krankenhaus fest. Um den 21. Mai 2022 herum gibt es Hinweise darauf, dass ein Abschlusscoupon ausgestellt wurde, der beschloss, den Natursteinladen zu schließen, der zu dieser Zeit online verkaufte, also war es wahrscheinlich ungefähr zu der Zeit, als Kagomes Geschichten erschienen.

　その当時の血液の資料があるなんて、奇跡としか言いようがありません。よくぞ受診して血液検査していたなぁ。と今となっては健康診断に感謝しています。

　Ich kann nur sagen, dass es ein Wunder ist, dass es Bluttestdaten aus dieser Zeit gibt. Ich glaube, ich hatte einen Bluttest zu einem exquisiten Zeitpunkt. Ich bin sehr dankbar für den Gesundheitscheck.

実際問題、覚醒体験をいつしたのかと言われると、正直、いつ、覚醒体験をしたのかは定かではありません。２０２２年６月初旬頃だったんだろうなと今、思い返します。

Als ich gefragt wurde, wann ich meine Erwachungserfahrung hatte, weiß ich ehrlich gesagt nicht, wann ich meine Erwachungserfahrung hatte. Ich denke, es war Anfang Juni 2022.

　なぜ、この貴重な体験が曖昧になっているのかと言うと、覚醒体験へ移り進んで行く最中は、本当に何もかもを手放して行く過程にありました。２００万円かけて始めた天然石屋も閉店させ、それまで出版してきた本を全部廃盤にしたり、それまで発信してきた note のアカウントを完全に削除したりと、まぁ、まぁ、記録が残っていないのです。断片を洗いざらいして、だいたいこの辺にこんなことがあったよね。といった具合で、その当時の必死さを思い返します。

　Der Grund, warum diese kostbare Erfahrung zweideutig geworden ist, liegt darin, dass ich während des Übergangs zur Erwachungserfahrung dabei war, wirklich alles loszulassen. Ich schloss auch den Natursteinladen, den ich mit 2 Millionen Yen begonnen hatte. Alle bisher erschienenen Bücher wurden eingestellt. Ich habe das Konto, das den Artikel bis dahin gesendet hat, vollständig gelöscht. Es sind keine Aufzeichnungen mehr vorhanden. Es ist wie das Sammeln und Organisieren von Erinnerungsfragmenten. Daher werden wertvolle Erfahrungen verschleiert.

実際問題、当時は、本当に、それどころではなかった。
Tatsächlich war es damals wirklich verwirrend.

　なぜならば、ヒーリングを人に伝えることにすら抵抗を覚えていたからです。こんな苦しい思いをするんだったら教えない方が良いのではないか、そもそも、アセンションや覚醒体験を望んでいる人がいるとも限らないし、僕のただの自己満足なんだったら、伝えることをやめた方がいいのではないかとか考えていました。
　Weil es mir widerstrebte, Leuten überhaupt von Heilung zu erzählen. Wenn es schmerzhaft und schmerzhaft sein wird, wäre es dann nicht besser, Heilung nicht zu lehren? Erstens wollen nicht alle Menschen den Aufstieg oder eine Erfahrung des Erwachens. Ich dachte, wenn es nur meine Selbstzufriedenheit wäre, sollte ich aufhören, es den Leuten zu sagen.

しかし、その体験後、正常に戻っていく体と、健常になる心と、思いがけない発見。覚醒体験へと移り進む過程にて発生する胸腺（きょうせん）の感覚。もしかしたら、この胸腺（きょうせん）の感覚を用いたヒーリングを伝授すれば、世の中の誰かが救われるかもしれないと思うようになってくると、ヒーリングを伝えて行く原動力になっていきました。

Nach dieser Erfahrung normalisierte sich mein Körper jedoch wieder, mein Geist wurde gesund und ich machte eine unerwartete Entdeckung. Eine thymische Empfindung, die beim Übergang zu einer Erwachungserfahrung auftritt. Als ich anfing zu denken, dass vielleicht jemand auf der Welt gerettet werden könnte, wenn ich Heilen mit diesem Sinn für die Thymusdrüse lehre, wurde dies zur treibenden Kraft für das Lehren von Heilen.

胸腺は人間の免疫機能の中枢、中核を担う存在で、コロナやガンから身を守るＴ細胞（Ｔリンパ球）を成熟させる器官であることがわかってきます。胸腺を活性化さすることさえできれば、人間の免疫機能を強化向上させることができると言えるのではないかと素人ながらに思えてならないわけであります。

Der Thymus spielt eine zentrale Rolle in der menschlichen Immunfunktion, und es ist jetzt bekannt, dass er ein Organ ist, das T-Zellen (T-Lymphozyten) reifen lässt, die den Körper vor Korona und Krebs schützen. Ich kann nicht umhin zu denken, dass wir, wenn wir den Thymus aktivieren können, sagen können, dass wir die menschliche Immunfunktion stärken und verbessern können.

　そう言ったことが見えてきて、初めて、胸腺活性化ヒーリングを公開するに至った訳でありました。
　Erst nachdem ich dies erkannt hatte, konnte ich die Thymus-Aktivierungsheilung der Öffentlichkeit zugänglich machen.

また、２０２２年７月１９日に、家庭内にコロナ陽性患者が出て保健所の指示に従い一週間程、隔離生活をしました。

Außerdem trat am 19.07.2022 ein Corona-positiver Patient bei mir zu Hause auf, und ich wurde gemäß den Anweisungen des öffentlichen Gesundheitszentrums für etwa eine Woche in Quarantäne versetzt.

　その際に胸腺活性化ヒーリングをして、どうなるのか様子をみてみたところ、僕自身、喉（のど）がイガイガするくらいの症状は出たものの、咳（せき）や発熱などの症状は出ることがなく、一週間の隔離生活を無事に過ごすことができました。

Zu dieser Zeit versuchte ich zu sehen, was passieren würde, wenn ich Thymus-Aktivierungsheilung machen würde. Ich selbst hatte Symptome, die meinen Hals reizten, aber ich hatte keine Symptome wie Husten oder Fieber und konnte eine Woche Quarantäne sicher verbringen.

　たまたま、僕にコロナが移らなかっただけか、胸腺活性化ヒーリングのおかげなのかはわかりませんが、難を逃れることができました。

Ich weiß nicht, ob es einfach passiert ist, dass ich das Coronavirus nicht bekommen habe oder wegen der Thymus-Aktivierungsheilung, aber ich konnte mich der Schwierigkeit entziehen.

また、コロナ陽性患者の方にも、胸腺活性化ヒーリングを伝授して、経過観察をしてみたところ、重症化せずに済んでいます。もちろん、薬のお陰もあってのことだとは思いますが、コロナ陽性患者の方が言うには、胸腺活性化ヒーリングを行うことによって気分的に楽になったと事後報告を受けています。

Als ich den Corona-positiven Patienten die Thymusaktivierungsheilung beibrachte und ihre Fortschritte beobachtete, wurden sie außerdem nicht schwerwiegend. Natürlich denke ich, dass es an der Medizin lag, aber ich habe Berichte von Corona-positiven Patienten erhalten, dass sie sich nach der Durchführung der Thymus-Aktivierungsheilung besser fühlten.

　ちなみにですが、うちの家族は全員、稀に見る、ワクチン未接種者です。そんな環境でも軽症で済んでいます。
　Übrigens, meine ganze Familie besteht aus seltenen, ungeimpften Menschen. Selbst in einer solchen Umgebung sind die Symptome mild.

この経験後、２０２２年８月１０日に通院して血液検査を受けてきました。

Nach dieser Erfahrung ging ich am 10. August 2022 ins Krankenhaus und erhielt einen Bluttest.

覚醒体験へと移り進む過程で奇跡的に血液検査をした結果と、覚醒体験を経てコロナにも打ち勝った後に血液検査をした結果を見比べてみると面白い結果が見えてきます。

Wenn Sie die Ergebnisse eines Bluttests vergleichen, der auf wundersame Weise während des Übergangs zur Awakening Experience durchgeführt wurde, und die Ergebnisse eines Bluttests nach Überwindung der Korona nach dem Durchlaufen der Awakening Experience, werden Sie interessante Ergebnisse sehen.

２０２２年５月１８日（覚醒体験前）
　リンパ球数（実数）　1810.0 /MCL
　好中球（実数）4250.0 /MCL
18. Mai 2022 (Erfahrung vor dem Erwachen)
Lymphozytenzahl (reelle Zahl) 1810,0 /MCL
Neutrophile (reelle Zahl) 4250,0/MCL

２０２２年８月１０日（覚醒体験後）
　リンパ球数（実数）　2400.0 /MCL
　好中球（実数）2520.0 /MCL
10. August 2022 (nach dem Erweckungserlebnis)
Lymphozytenzahl (reale Zahl) 2400,0 /MCL
Neutrophile (reelle Zahl) 2520,0/MCL

もちろん、5月は花粉やカビが増殖する期間であることなど考察すると、季節的な数値の変化もあるでしょうし、一概にリンパ球数が上がっていれば良いと言う訳でもなくて、バランスが取れていることが求められています。

Bedenkt man, dass Pollen und Schimmelpilze im Mai wachsen, wird es natürlich saisonale Schwankungen in den Zahlen geben. Es reicht auch nicht zu sagen, dass es gut ist, wenn die Lymphozytenzahl steigt, sondern es ist erforderlich, dass sie im Gleichgewicht ist.

　なぜならば、リンパ球数が異常に高くなると、それはそれで病気と疑われますし、リンパ球数が異常に低くなると、それはそれで病気を疑われます。

Denn wenn die Anzahl der Lymphozyten abnormal hoch ist, wird dies als Krankheit vermutet, und wenn die Anzahl der Lymphozyten abnormal niedrig ist, wird dies als Krankheit vermutet.

　ですので、一概に量が多ければ良いと言うことではなくて、バランスが取れていて、尚且つ、活性化されていることが肝となります。

Daher gilt nicht unbedingt, je größer die Menge, desto besser, aber es ist wichtig, dass es gut ausbalanciert und aktiviert ist.

　ですので、この数値から胸腺が活性化されたと判定することはできないと自覚しますが。結果的に数値は良いなぁって思っています。今、俺、健全だ。

Daher ist mir bewusst, dass aus diesem Wert nicht festgestellt werden kann, dass der Thymus aktiviert wurde. Ich denke jedoch, dass die Zahlen im Ergebnis gut sind. Ich bin jetzt gesund.

　また、胸腺活性化ヒーリングで胸腺が活性化されたと評価する方法が見つかっていない現状に気が付いています。どうすれば、胸腺が活性化されたと評価できるのか知りたいなぁと思い始めています。

　Außerdem bin ich mir der aktuellen Situation bewusst, dass keine Methode gefunden wurde, um zu bewerten, ob die Thymusdrüse durch die Thymus-Aktivierungsheilung aktiviert wurde. Ich beginne mich zu fragen, wie ich bewerten kann, dass der Thymus aktiviert ist.

　答えは見えているんだけど、どうやれば実証できるのかが謎なんです。
　Ich kann die Antwort sehen, aber wie man sie beweist, ist ein Rätsel.

　これからの課題だと自認しております。
　Ich bin überzeugt, dass dies ein Thema der Zukunft sein wird.

おわりに
ABSCHLIEßEND

　本編にある愛と友情を用いたエネルギーの使い方を実践していきますと、3ヶ月後から半年後あたりで、ハートに昇る龍となる、上昇気流(アセンション)が起こるようになります。

Wenn Sie in der Hauptgeschichte üben, wie man die Energie der Liebe und Freundschaft nutzt, wird etwa 3 bis 6 Monate später eine aufsteigende Strömung (Aufstieg) auftreten, die zu einem Drachen wird, der sich zu Ihrem Herzen erhebt.

　初めて起きた時、驚きました。そして、愛と友情のエネルギーを用いることの素晴らしさに気づくようになります。

Als der erste Aufstieg stattfand, war ich erstaunt. Sie werden feststellen, wie wunderbar es ist, die Energie der Liebe und Freundschaft zu nutzen.

　上昇気流(アセンション)は実際に起こるものだと、実在する話だと信じるようになりました。

Ich kam zu dem Glauben, dass der Aufstieg eine echte Sache war, eine echte Geschichte.

そして、上昇気流（アセンション）を続けて行った結果、ハートから喉奥（のどおく）へと上昇気流（アセンション）が移り進んで行きます。

　Und als Folge der Fortsetzung des aufsteigenden Stroms bewegt sich der aufsteigende Strom vom Herzen zum hinteren Teil der Kehle.

　さらに、上昇気流（アセンション）を進めていきますと、頭蓋（ずがい）の中へと移り進んで行きます。しかし、ここまでは、純粋な快楽です。心地の良いものですし、幸せを享受（きょうじゅ）していました。

　Darüber hinaus werden Sie sich in den Schädel bewegen, während Sie den Aufwind (Aufstieg) weiter vorantreiben. Aber bisher ist es pures Vergnügen. Es fühlte sich gut an und ich war glücklich.

　しかし、僕の例で言いますと、愛と友情を用いたエネルギーの使い方を実践し始めて２年と１０ヶ月が過ぎた頃、頭蓋（ずがい）の中へと移り進んだ先、頭頂部に上昇気流が移り進んで行く最中（さなか）に、地獄の苦しみが現れ出でました。

　Aber lassen Sie es mich an meinem Beispiel erklären. Nach 2 Jahren und 10 Monaten des Übens der Verwendung von Liebes- und Freundschaftsenergie bewegt sich der Aufstieg in den Schädel und der Aufstieg bewegt sich in die Spitze des Kopfes.Die Qualen der Hölle begannen zu erscheinen.

それまでの快楽とは一変して踠(もが)き苦しみます。寒気や悪寒や恐怖や不安にさいなまれ、苦楽を共にするアセンションへと進化していきました。

Es ist ganz anders als das Vergnügen bis dahin, und ich werde leiden. Es entwickelte sich zu einem Aufstieg, der Freuden und Sorgen mit Schüttelfrost, Ängsten und Ängsten teilte.

この先に起こる覚醒体験のことは、本書で詳しく説明してあります。是非、本書をループして読み起こして見てください。

Die darauffolgende Erfahrung des Erwachens wird in diesem Buch ausführlich beschrieben. Bitte lesen Sie dieses Buch immer wieder.

それでは、最後に、胸腺活性化ヒーリングを伝授します。
Abschließend werde ich Sie über die Heilung der Thymus-Aktivierung unterrichten.

胸腺（きょうせん）活性化ヒーリング
Verfahren zur Förderung der Thymusaktivierung

若き日のあなたにお伝え申します。
Ich werde es dir sagen.

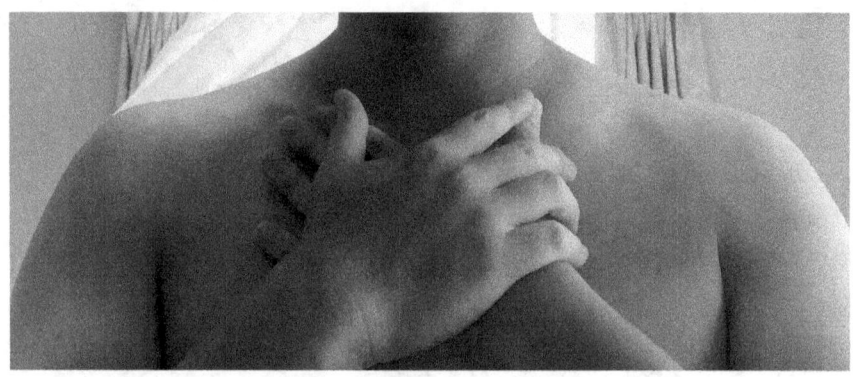

　まず、左手親指を左側の鎖骨に当たるようにセットして、左手人差し指を右側の鎖骨に当たるようにセットしていただきます。そして、右手親指を左手人差し指上あたりに置き、右手人差し指を左手親指上あたりに置いてください。
　Legen Sie zuerst Ihren linken Daumen auf Ihr linkes Schlüsselbein und Ihren linken Zeigefinger auf Ihr rechtes Schlüsselbein. Legen Sie Ihren rechten Daumen über Ihren linken Zeigefinger und Ihren rechten Zeigefinger über Ihren linken Daumen.

正確ではありませんが、だいたいその辺りに胸腺があると想像してください。そもそも、胸腺の位置は覚醒体験へと進む過程で体感していくことなので、ここでは言及を避けておきます。だいたい、あってればＯＫです。

Es ist nicht genau, aber stellen Sie sich vor, dass die Thymusdrüse ungefähr dort ist.

それでは、息をふぅ〜っと吐き出してください。息を吐き出しきったら、素早く息を吸い込み、ゆっくり息を吐き出しながら、胸腺に伝えていきます。

Konzentrieren Sie sich auf Ihre Atmung. Sagen Sie es in Gedanken beim Ausatmen.

あなた様に愛と友情をささげます。
わたしはあなた様を愛しております。
わたしはあなた様と友達です。
Ich sende dir Liebe und Freundschaft.
Ich liebe dich.
Ich bin mit dir befreundet.

声に出さず、心の声でお呟（つぶや）きください。これを息継ぎのたびに繰り返していきます。今のあなたに、時間的余裕があるなら、そのまま瞑想をしましょう。※特に瞑想する時間に決まりはありません。あなたの赴（おもむ）くままに心地よいだけ行っていただけたらと思います。

Bitte sag es nicht laut, sondern flüstere in dein Herz. Wiederholen Sie dies mit jedem Atemzug. Wenn Sie jetzt Zeit haben, lassen Sie uns so meditieren, wie es ist. *Meditationszeit ist kostenlos. Ich möchte, dass Sie sich so wohl fühlen, wie Sie möchten.

ハートの中心より出てまいります、愛と友情のエネルギーの感覚を感じられた方はいらっしゃいますか？または、イメージやビジョン、サウンドやミュージック、動画や物語など、様々な形で何かを見せてくれるかもしれません。

Kann jemand von euch die Energie der Liebe und Freundschaft spüren, die vom Zentrum seines Herzens ausgeht? Oder es zeigt uns etwas in verschiedenen Formen, wie Bilder und Visionen, Töne und Musik, Videos und Geschichten.

そんな感覚、感じがきたら、自分でこさえないで、もっと見せてくださいと言うように、抗わずに進んで体験していきましょう。これは自己に内在する存在が動き出しているその証拠なんです。

Wenn Sie sich so fühlen, halten Sie sich nicht zurück und erleben Sie es, als ob Sie mehr davon sehen möchten. Dies ist der Beweis dafür, dass das innere

Wesen, das dem Selbst innewohnt, sich zu bewegen beginnt.

　また、愛と友情のエネルギーの使い方をして起きたことは忘れないうちにメモにとっておきましょう。
　Notieren Sie sich auch, was passiert, wenn Sie die Energie der Liebe und Freundschaft nutzen, bevor Sie es vergessen.

　僕の本はこのメモから作られています。
Mein Buch ist aus dieser Notiz entstanden.